GU.E.P.A.R

GUide d'Échographie Pratique en Anesthésie-Réanimation

Anesthésie locorégionale

2e édition

François BART
avec la collaboration d'Élisabeth GAERTNER

Arnette

Arnette

SAS JLE
30A rue Berthollet
94110 Arcueil

Retrouvez tous nos livres

La librairie médicale & scientifique

Nos livres : www.librairiemedicale.com
Nos revues : www.jle.com
Nous contacter : contact@jle.com

Conception de la couverture : Scriptoria
Illustrations : Carole Fumat ; François Bart

ISBN : 978-2-7184-1769-1

SOMMAIRE

INTRODUCTION

Ce guide a été conçu il y a 10 ans pour faciliter l'apprentissage de l'anesthésie locorégionale (ALR) au plus près du patient.

Il est utile de disposer de rappels anatomiques ou d'images échographiques de référence lorsqu'on débute en ALR et d'avoir cette aide pendant que l'opérateur fait son repérage échographique sur le patient.

Les connaissances générales indispensables en ALR (fonctionnement de l'appareil d'échographie, optimisation des images, procédure pratique pour une ALR, neurostimulation associée) sont toujours présentes, les principaux blocs pour les membres supérieur, inférieur et le tronc aussi. Et bien sûr les évolutions plus récentes en ALR.

Pour chaque bloc, sont donnés plusieurs exemples pour coller à la réalité quotidienne. Les planches anatomiques et les photos colorisées et légendées doivent vous aider à vous repérer.

J'espère que ce livre accompagnera les médecins en cours de formation ou de perfectionnement en ALR.

Maintenant c'est à vous de jouer !

François Bart
Anesthésiste-réanimateur / médecin de la douleur,
Hôpital privé Paul d'Égine - Ramsay, Champigny-sur-Marne

Un clin d'œil à Domitille qui a participé à l'élaboration des premières ébauches.

Merci à Élisabeth Gaertner qui a permis à cet ouvrage de sortir de l'ombre et cette 2e édition. Bonne continuation à toi. Merci.

Une pensée pour ceux qui m'ont fait découvrir l'ALR il y a déjà plusieurs années : P. Courivaud, J.M. Guilbert, B. Cassetto, C. Laigle et F. Mirre.
Et pour ceux qui ont renouvelé cet intérêt des années plus tard :
C. Hériche, J.J. Rannou, M. Aissou.

PRÉFACE

« Merci François ! », c'était le titre de la préface de la première édition. Je remerciais François de m'avoir invitée à écrire et je me retrouvais pendant de longues minutes devant une page blanche, et blanche encore. Mais en ce jour de février 2024, il est facile de le remercier pour ce travail colossal de mise à jour. En effet, les années passent, les réseaux sociaux se développent, mais dans les blocs opératoires, dans les salles d'urgence, dans les camions du SAMU, les réseaux sont toujours aussi défaillants pour les applis dont nos jeunes sont si friands, et c'est là que prend sa place ce petit guide de poche, avec peu de textes, des photos, des planches, qui aide le praticien débutant ou expert mais pratiquant l'anesthésie locorégionale (ALR) plus rarement que les médecins en orthopédie.

Souvenir : une de mes premières rencontres avec François où, curieuse, je m'enquiers de ce qu'il tient caché sous son bras. Il hésite à me montrer… des dessins et photos reliés « pour apprendre les blocs simples aux internes », finit-il par bougonner dans sa barbe de lendemain de garde. J'aurais rêvé de disposer d'un tel mémo pour passer de la neurostimulation à l'échographie ! C'était il y a bien longtemps, époque de la neige dans le brouillard, sans outil d'apprentissage, les coupes échographiques de Vincent Chan disposées sous l'échographe.

Jeunes et moins jeunes auront toujours ce guide en poche, j'en suis persuadée. Le développement des dernières techniques y est conté et ces blocs ont fait évoluer non seulement notre pratique mais aussi le devenir de nos patients (en chirurgie thoracique, en sénologie, en traumatologie thoracique pour ne citer que quelques exemples). Les images des blocs centraux, de la même façon, aident le praticien pour les cas difficiles et ne me dites pas que vous n'en avez jamais rencontrés !

Nous retrouverons François Bart c'est sûr, pour un volume 3 consacré à des blocs plus spécialisés, peut-être sur la douleur chronique dans laquelle il a étendu son champ d'action.

Merci et bravo François !

Élisabeth Gaertner

I

GÉNÉRALITÉS EN ANESTHÉSIE LOCORÉGIONALE ÉCHOGUIDÉE

I 1 • PRINCIPES PHYSIQUES DE L'ÉCHOGRAPHIE

Principes physiques de transduction électromécanique

- **Ultrasons** : vibrations mécaniques inaudibles (homme) de 2 à 18 MHz en médecine
- Sonde échographique : émetteur/récepteur d'ultrasons (US)
- **Transduction électromécanique : piézo-électricité**
  - céramique piézo-électrique générant une vibration mécanique à partir d'une énergie électrique = émission
  - transformation des US réfléchis en un signal électrique = réception
  - transformation du signal analogique des US en signal numérique

↓

Mécanismes d'atténuation

Réflexion	Interaction US avec interface	Permet de voir les **contours**
Diffusion	Interaction US avec « petit obstacle »	Permet de visualiser le **contenu**
Absorption	Dégradation de l'énergie acoustique en énergie thermique par relaxation visqueuse et chimique	Production de chaleur

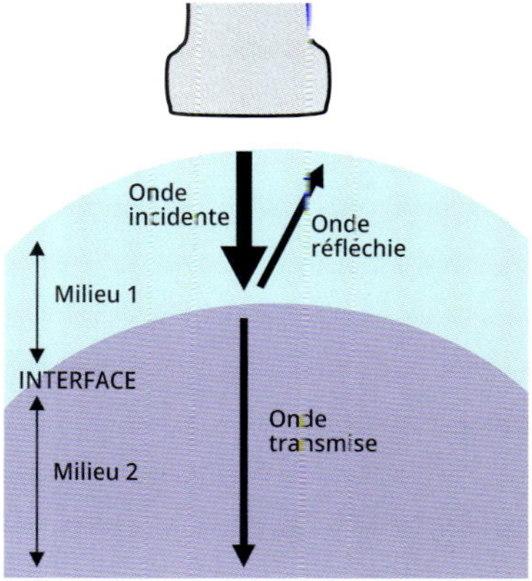

Intensité de la **réflexion US** proportionnelle à la différence d'impédance de 2 tissus contigus : réflexion maximale pour interface tissu mou/air

US réfléchis par les tissus : Contour blanc + cône noir : **tissu hyperéchogène**
US traversant les tissus : Contenu noir : **tissu trans-sonore ou anéchogène**
US partiellement réfléchis : Contour et contenu : **tissu hypoéchogène, ± hétérogène**

1 • PRINCIPES PHYSIQUES DU DOPPLER

Principes physiques du Doppler

- Repose sur la **différence de fréquence de la longueur d'onde** de l'US reçu après avoir rencontré une cible en mouvement (F_R : fréquence réception)
- Cibles fixes : $F_R = F_E$ (F_E : fréquence émission)
- Cibles mobiles : $F_R = F_E + \Delta F$
  - longueur d'onde plus longue si éloignement de la sonde
  - longueur d'onde plus courte si rapprochement de la sonde
- Importance de l'angle : $\Delta F = 2V\ FE \cos \Theta / C$

(V : vitesse de la cible, C : constante de vitesse des US dans le tissu, Cos Θ : angle du faisceau)

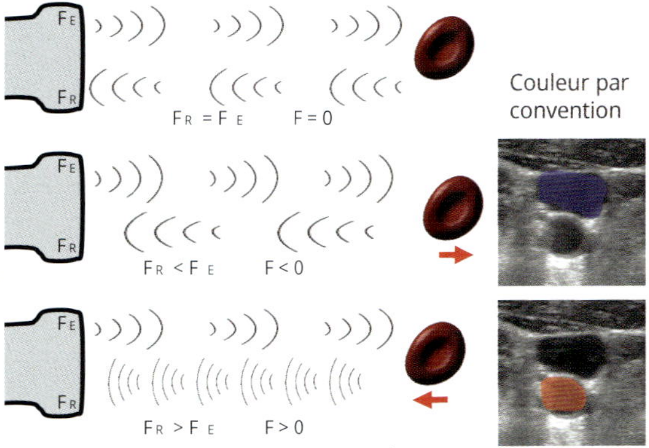

Deux modes de Doppler

Continu	Émission des US et analyse de la fréquence réfléchie **en continu**	• Spectre des vitesses de toutes les zones traversées • Permet d'analyser des **flux à haute vélocité** • Moins bonne localisation du flux
Pulsé	Émission et réception **en alternance** Réglage de la période de pulsation permettant de sélectionner la profondeur de la zone explorée	• **Localisation précise de la profondeur** de la zone explorée • Ne permet pas l'analyse de flux à haute vélocité

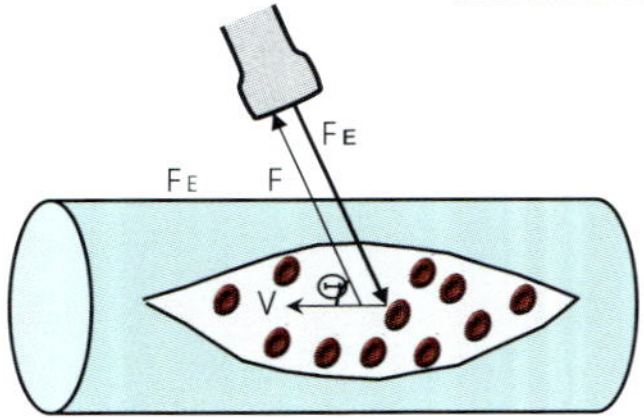

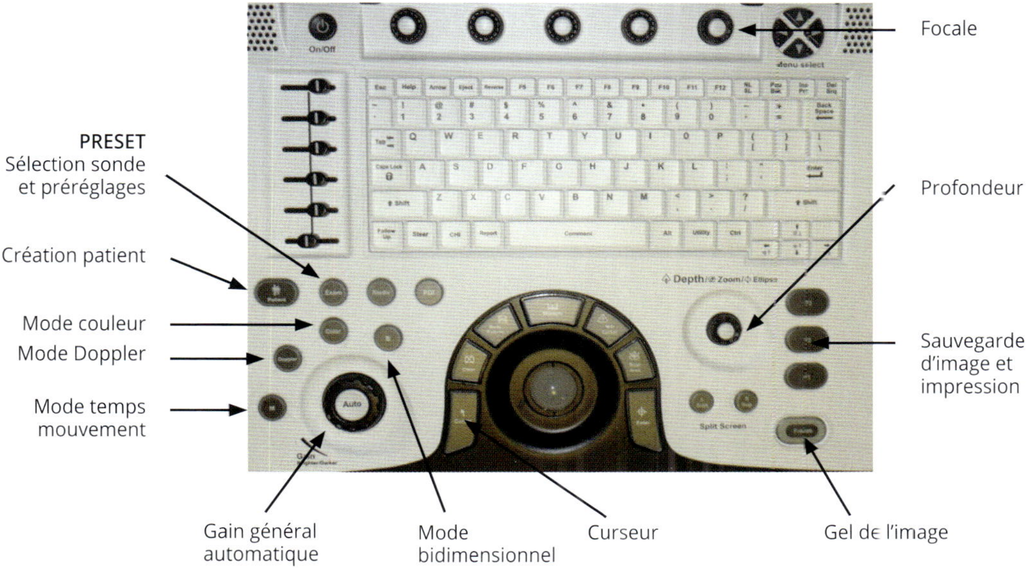
Focale
Profondeur
PRESET
Sélection sonde et préréglages
Création patient
Mode couleur
Mode Doppler
Mode temps mouvement
Sauvegarde d'image et impression
Gain général automatique
Mode bidimensionnel
Curseur
Gel de l'image
On/Off
Auto
Split Screen

I 2 • Choix de la sonde (fréquence) : pour l'ALR de 2 MHz à 18 MHz

Sondes linéaires 6-18 MHz	• Haute fréquence • Faible pénétration • Bonne résolution spatiale	Superficie à 6 cm	Tissus mous, organes et structures de surface
Sonde linéaire 10-22 MHz (canne de golf)	• Haute fréquence • Très faible pénétration • Haute résolution spatiale	Superficie à 2 cm	Structures superficielles
Sondes convexes 2-5 MHz	• Basse fréquence • Bonne pénétration • Résolution spatiale moyenne	6-15 cm	Structures profondes

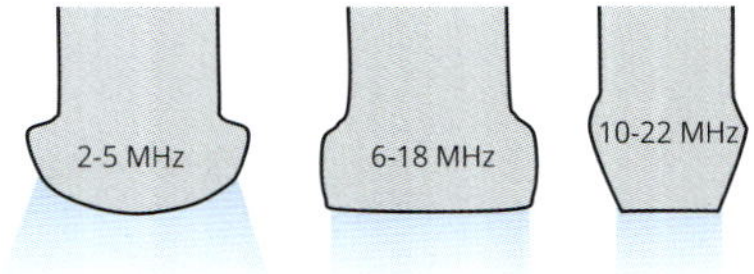

Sonde 2-5 MHz

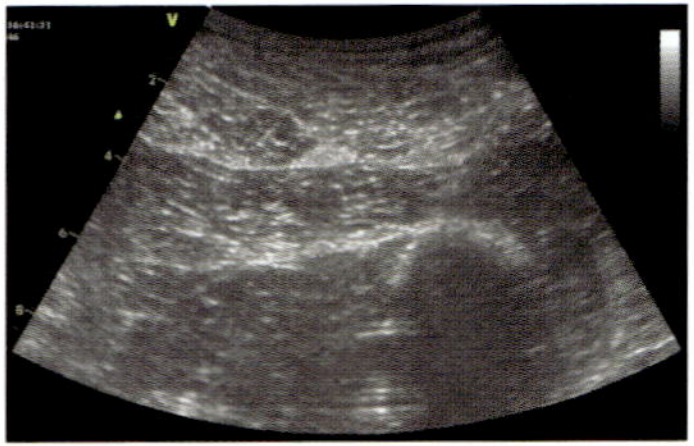

Sonde 6-18 MHz

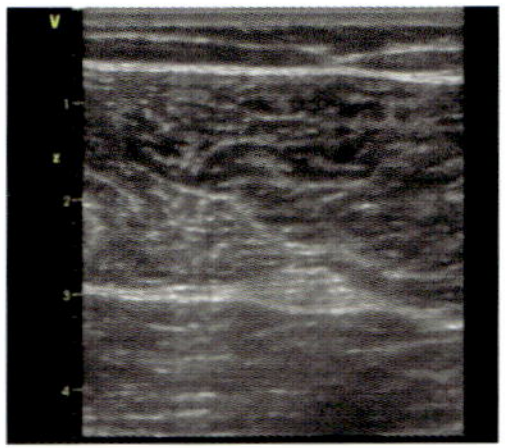

Nerf sciatique au niveau sous-glutéal

Sonde 10-22 MHz

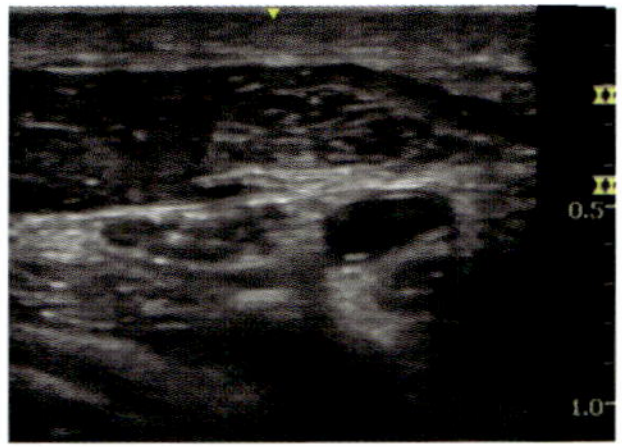

Nerf ulnaire au poignet

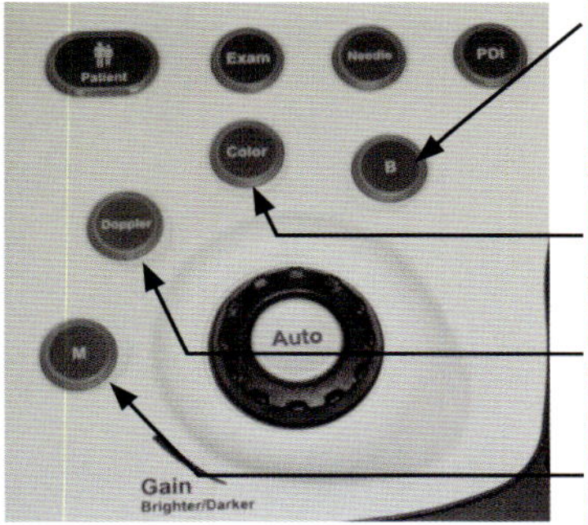

Mode 2D	Codage échelle de gris selon un plan de coupe des ultrasons réfléchis par les tissus. Balayage couvrant un angle de 90°, reconstruction dynamique en temps réel.
Mode Doppler couleur CF	Permet d'encoder le flux sanguin pour obtenir une couleur. Identification des vaisseaux : rouge = vers la sonde, bleu = s'éloigne de la sonde. L'intensité de la couleur est proportionnelle à la vitesse mesurée.
Mode Doppler pulsé PW	La sonde fonctionne comme émetteur et récepteur, et permet d'analyser un flux à une profondeur précise.
Mode M (mouvement)	Représente la distance des structures d'un seul faisceau d'ultrasons en fonction du temps.

2 • Sélection d'une sonde

⚠ Attention !

Pour sélectionner les sondes à partir d'un commutateur central, l'échographe doit être **branché** sur le secteur dans la plupart des cas.

1) Bouton PRESET

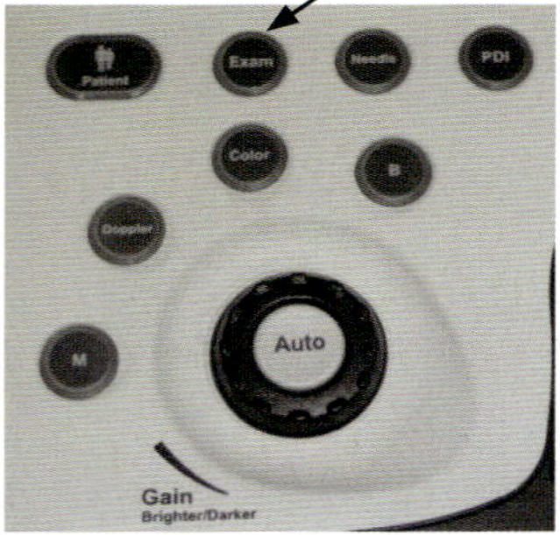

2) Sélection de la sonde linéaire 12 MHz

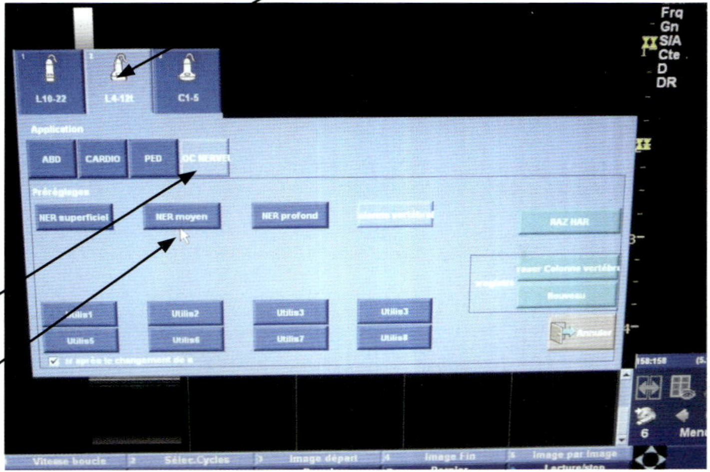

3) Sélection de l'application bloc nerveux

4) Sélection du préréglage adapté

I 2 • Réglage de la profondeur

Profondeur	Déterminée par la profondeur de la structure à observer. Dépend du type de sonde utilisée (linéaire ou convexe).

Bouton réglage profondeur
Profondeur en cm

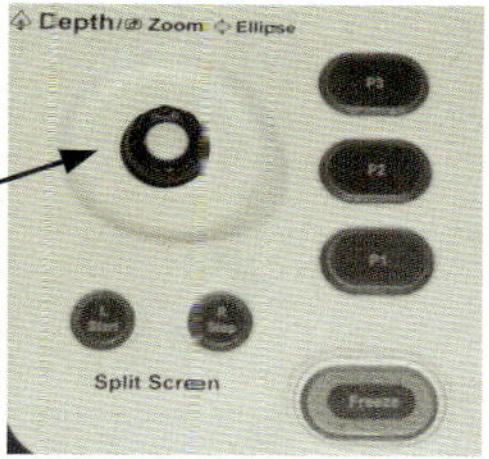

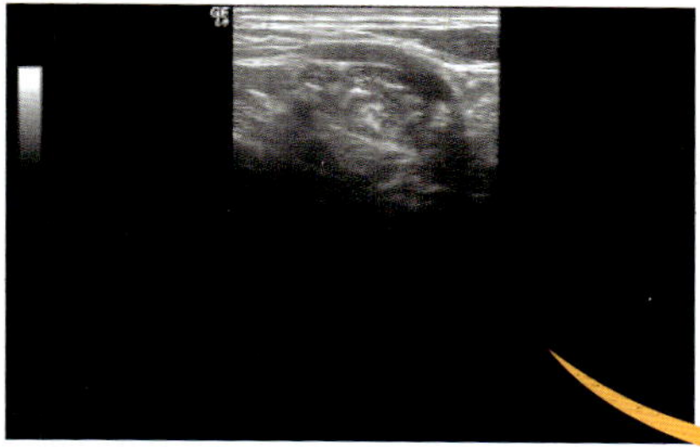

Effet du réglage de la profondeur

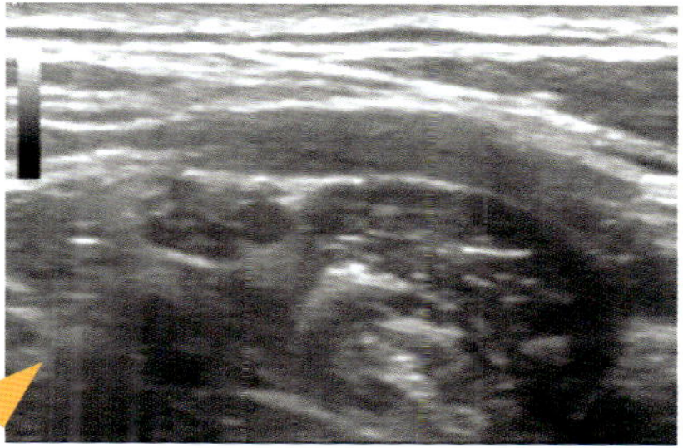

I 2 • Réglage de la focale

Focale	Permet de faire converger les US vers une zone de coupe précise.

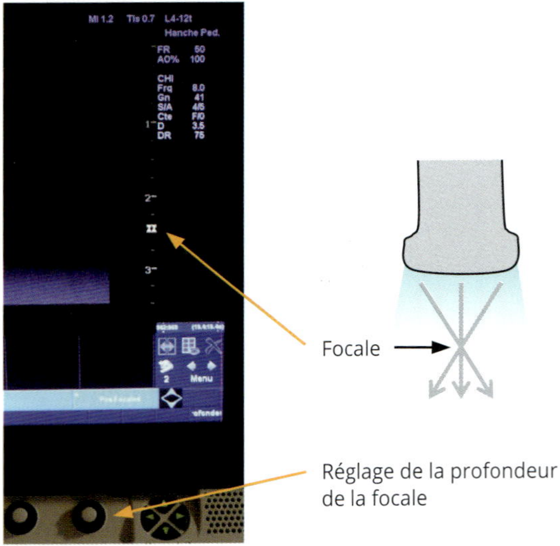

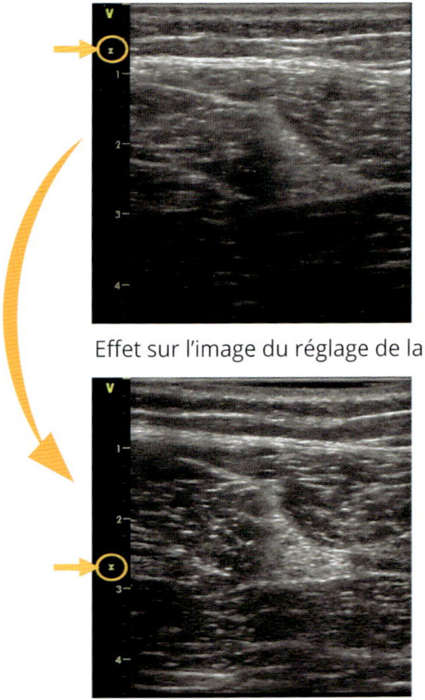

Effet sur l'image du réglage de la focale

I 2 • Réglage du gain

Gain	Puissance d'émission acoustique (= énergie transmise au patient). Permet de régler la brillance de l'image à l'écran. 2 types : le gain général et le gain modulable par zone.

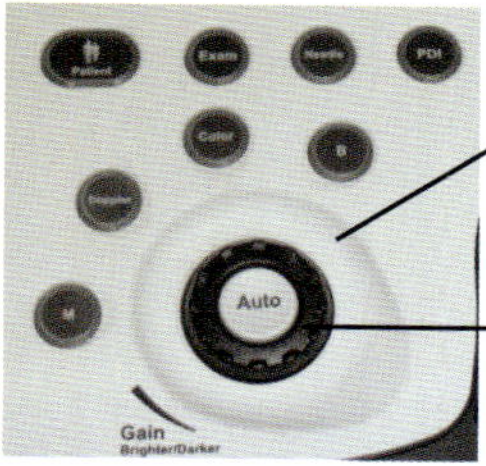

Gain général

Réglage du gain général en tournant le bouton, il n'existe pas de valeur optimale

Gain général automatique

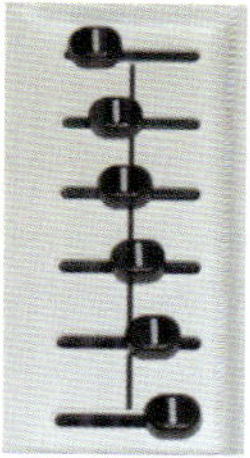

Gain étagé

Ajustement du gain selon la profondeur, permet d'obtenir une brillance homogène sur l'ensemble de l'image

Le premier curseur règle le gain à la surface, le dernier est le plus profond

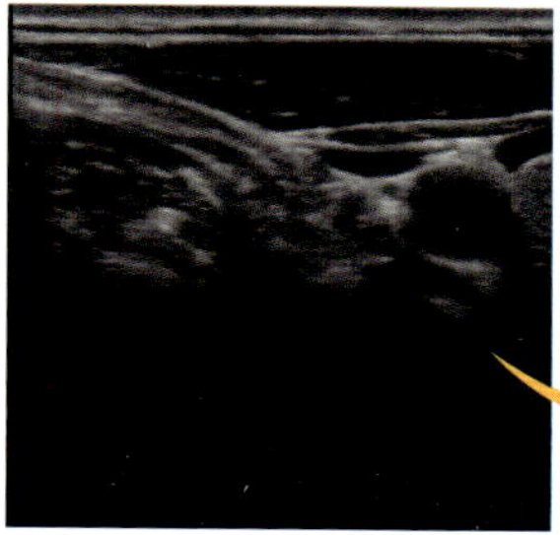

Effet de l'augmentation du gain

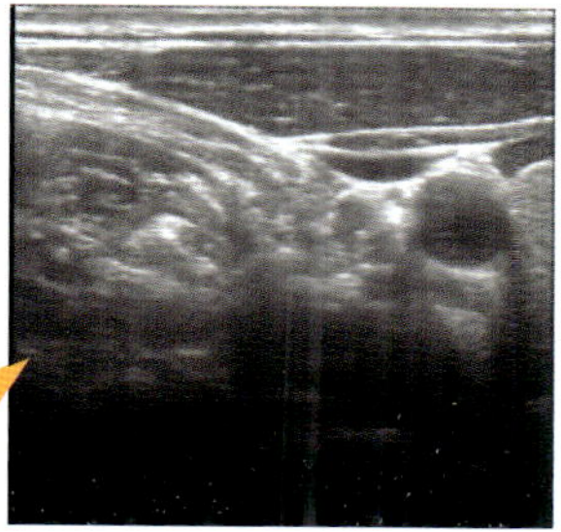

2 • Doppler couleur

Le mode Doppler couleur permet l'identification des vaisseaux.
Par convention, le flux dirigé vers la sonde est rouge, celui fuyant la sonde est bleu.
Le Doppler pulsé permet d'identifier les artères (flux pulsatile) et les veines (flux continu).

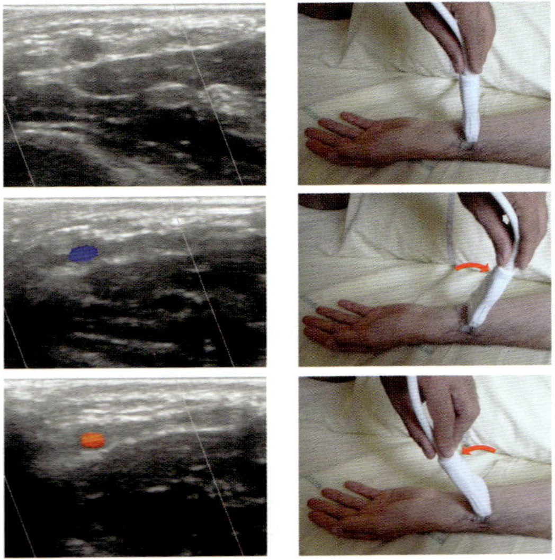

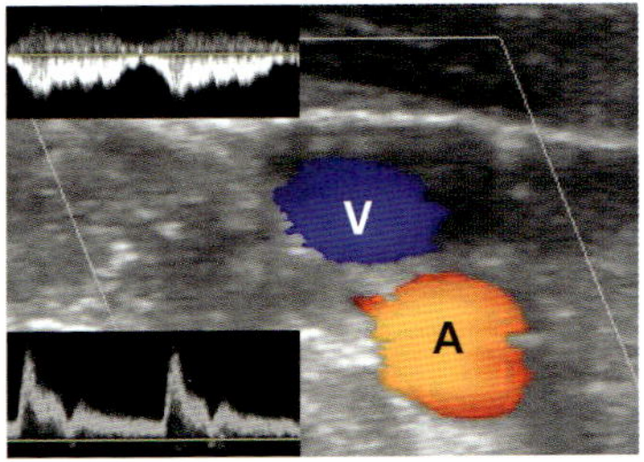

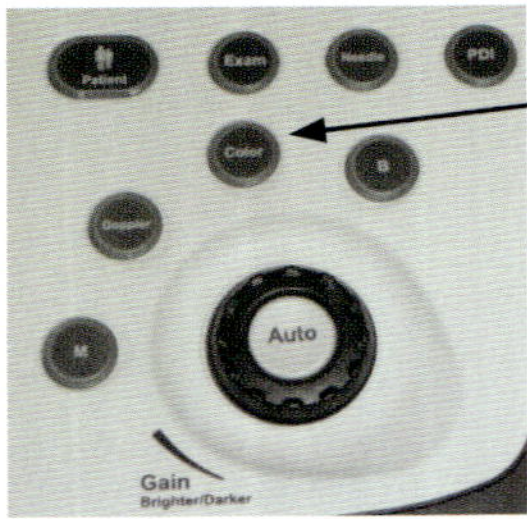

I 3 • ACQUISITION ET OPTIMISATION DE L'IMAGE

Les trois mouvements élémentaires de la sonde d'échographie

Translation

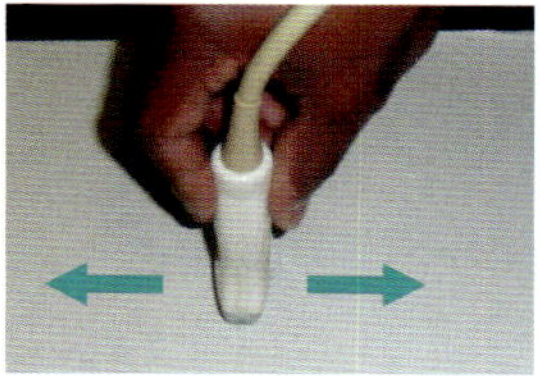

Rotation

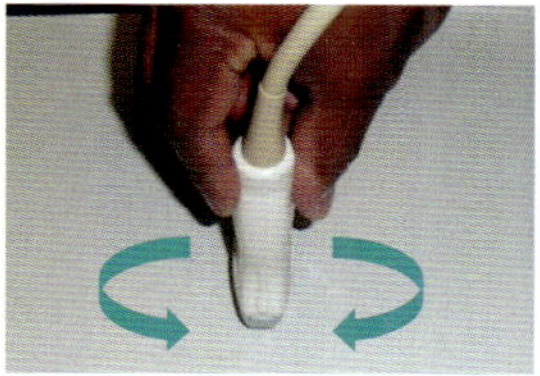

Inclinaison

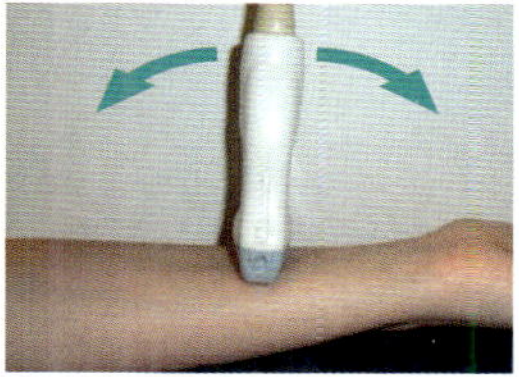

Décomposition du mouvement

Translation	Faire l'état des lieux : rechercher structures vasculaires, os, muscles et nerfs Technique de l'ascenseur ➪ **analyse dynamique** Rechercher la zone d'intérêt optimale (profondeur à 1 cm sous la zone cible)
Rotation	Améliorer le plan de coupe idéal pour visualiser les nerfs et les structures nobles environnantes **Plan de coupe optimal**
Inclinaison	Améliorer l'anisotropie : « allumer les structures » ➪ **netteté**
Pression	Éviter la pression sur la sonde, ne pas écraser les vaisseaux
Alignement	Repérage de la distance avec le nerf
Oscillation	Suivre le biseau
Doppler	Dépister les flux (sur le trajet)

→ Profondeur idéale

→ Focale adaptée sur la cible

→ Gain optimal

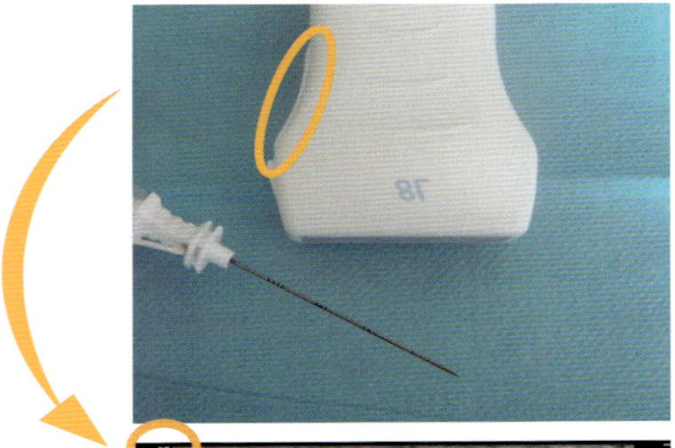

Repérage à l'écran

- Signe distinctif sur le côté de la sonde correspond au logo sur l'écran
- Permet de repérer la droite de la gauche
- La superficie est en haut de l'écran
- La profondeur (à distance de la sonde) est en bas de l'écran

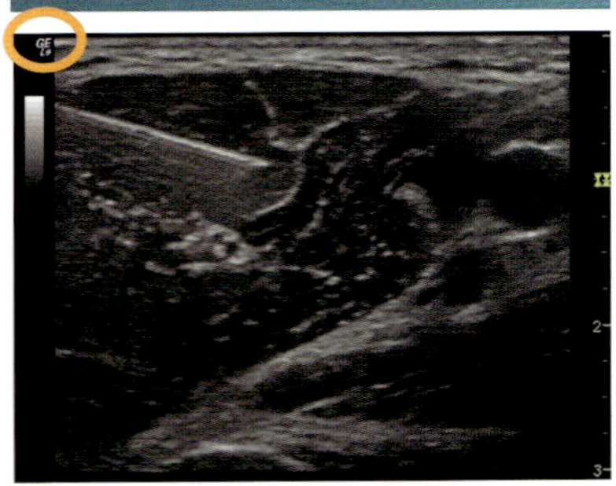

Superficie

Profondeur

3 • Identification des nerfs

L'image du nerf dépend de :	• son architecture • la fréquence de la sonde • la distance du nerf par rapport à la sonde	• l'angle de la sonde (anisotropie +++) • la nature des tissus environnants • la quantité de tissu conjonctif

Les fibres nerveuses sont **hypoéchogènes**, le tissu de soutien est **hyperéchogène**.
En **proximal**, le tissu de soutien est rare ➪ **image hypoéchogène du nerf.**
En **périphérie**, le tissu de soutien est plus présent ➪ **image en nid d'abeille.**

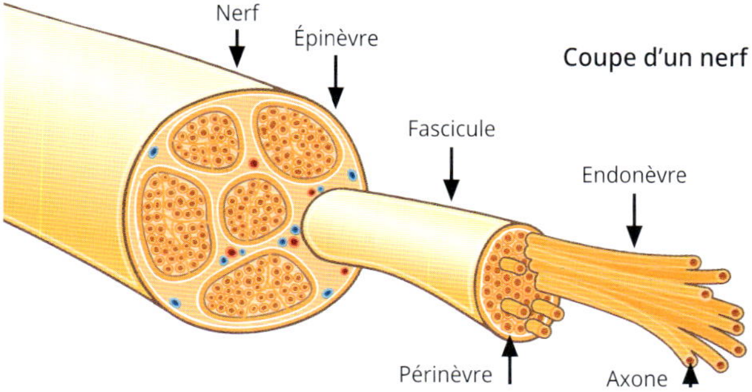

Coupe d'un nerf

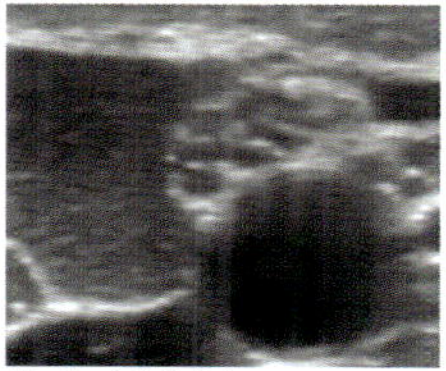

Nerf périphérique :
image typique en nid d'abeille

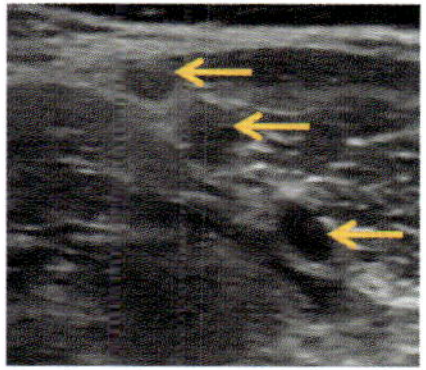

Racine (interscalénique) :
pas de nid d'abeille car peu de tissu conjonctif

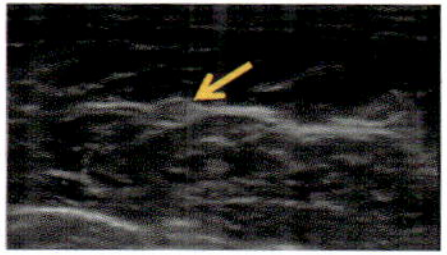

Nerf médian au poignet en coupe transversale

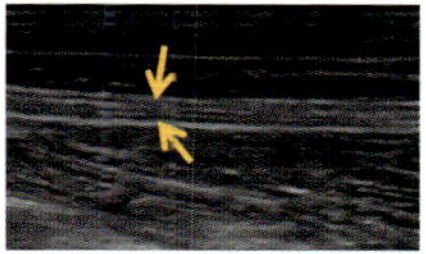

Nerf médian en coupe longitudinale

L'image d'un nerf peut être confondue avec les tendons ou les muscles.
En coupe transversale, il n'y a pas de structure qui reste constante sur tout un membre sauf un nerf.

Recherche dynamique : technique de l'ascenseur

3 • Représentation spatiale - Technique de l'ascenseur

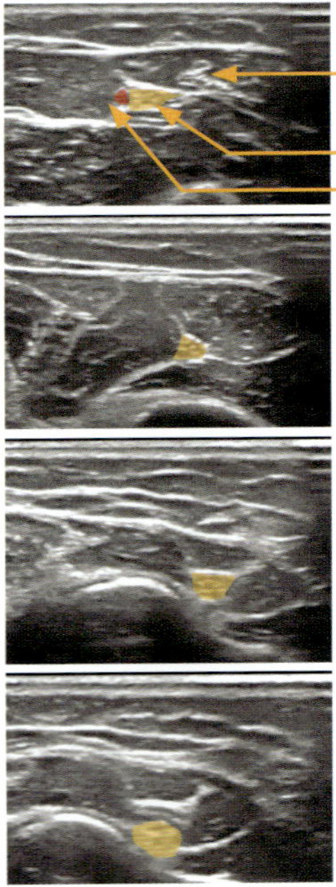

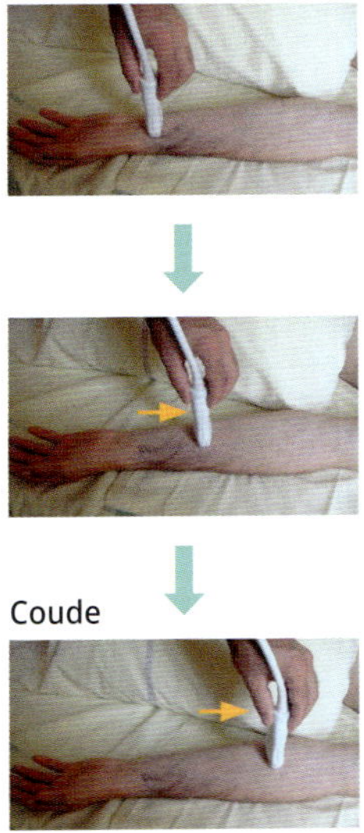

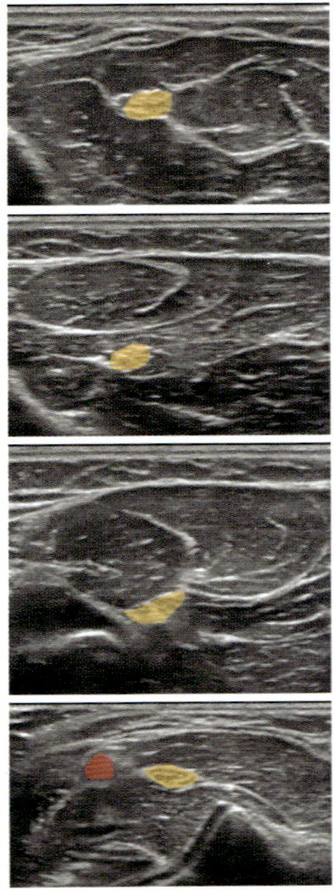

Seules les structures nerveuses peuvent être suivies sur toute la hauteur d'un membre

3 • Anisotropie

Artéfact en rapport avec une variation de l'échogénicité des structures selon l'incidence des ultrasons.
Lié principalement au périnèvre, à l'épinèvre et au tissu conjonctif.
Dépend de la position de la sonde d'échographie.

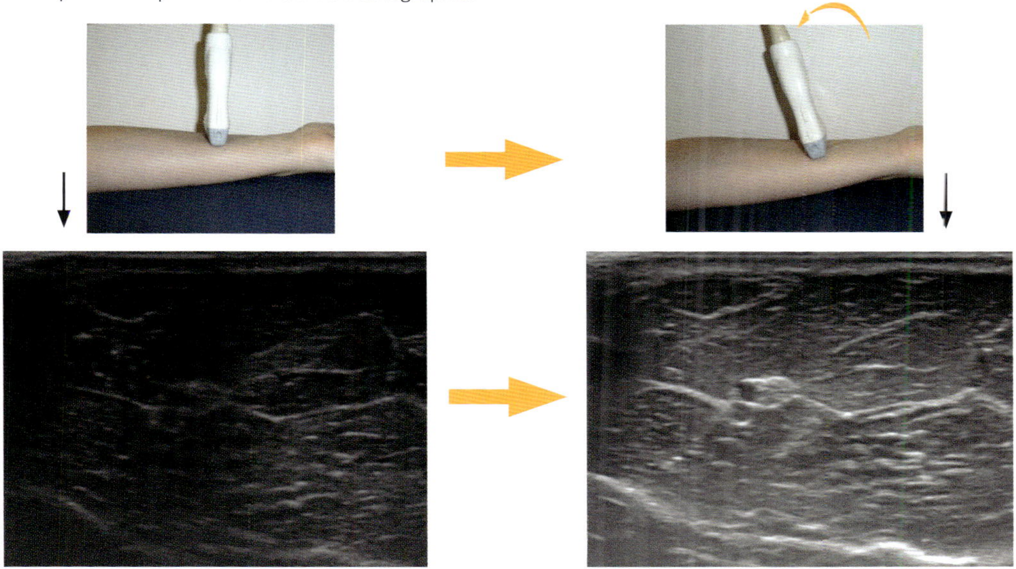

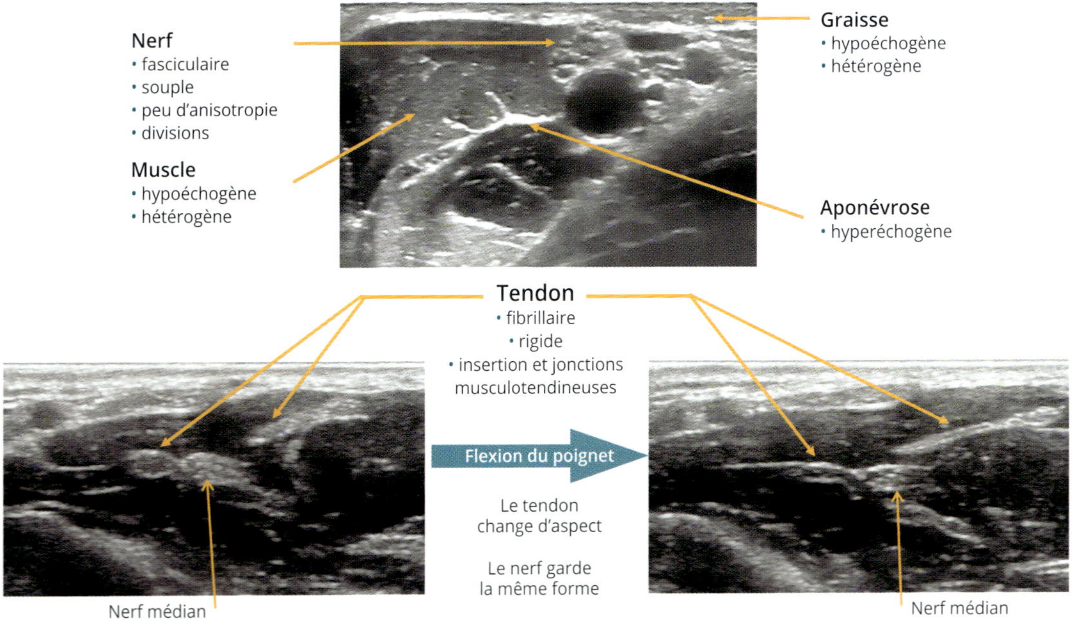
Nerf
• fasciculaire
• souple
• peu d'anisotropie
• divisions
Muscle
• hypoéchogène
• hétérogène
Graisse
• hypoéchogène
• hétérogène
Aponévrose
• hyperéchogène
Tendon
• fibrillaire
• rigide
• insertion et jonctions musculotendineuses
Flexion du poignet
Le tendon change d'aspect
Le nerf garde la même forme
Nerf médian
Nerf médian

3 · Identification et différenciation artère/veine

Veine
- anéchogène
- homogène
- compressible

Artère
- anéchogène
- homogène
- peu compressible
- renforcement postérieur

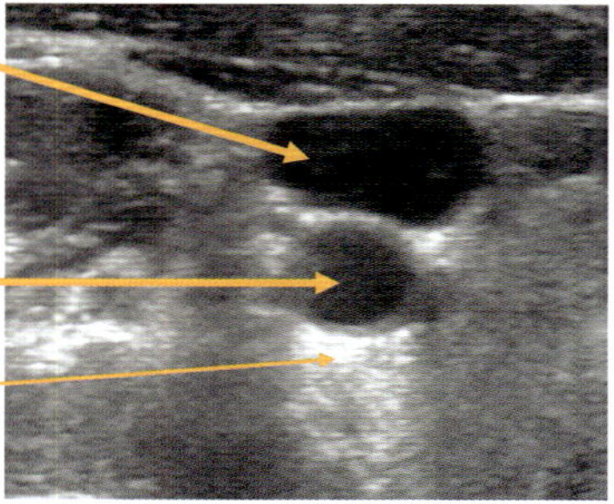

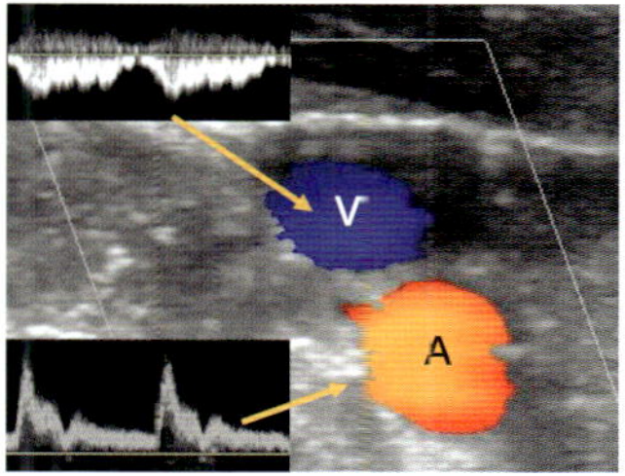

Doppler couleur + pulsé

Au niveau cervical

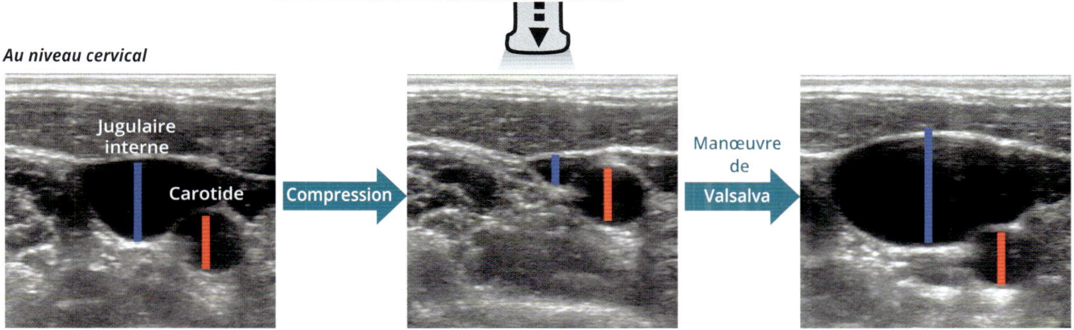

3 · Identification des os et de la plèvre

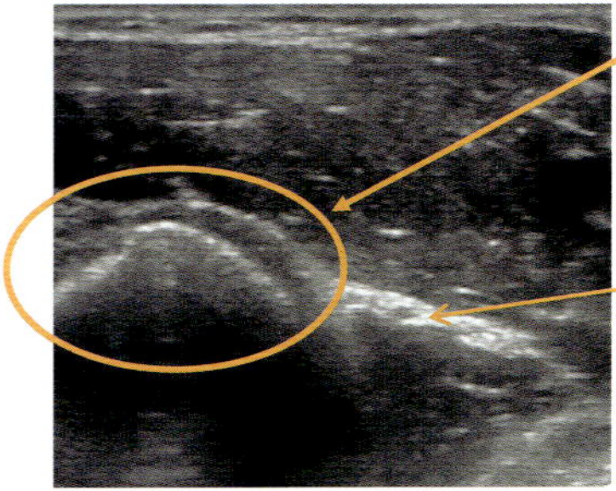

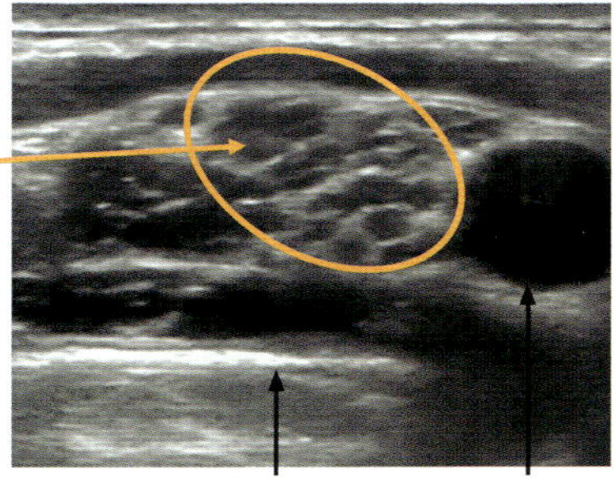

Aspect échographique des apophyses transverses

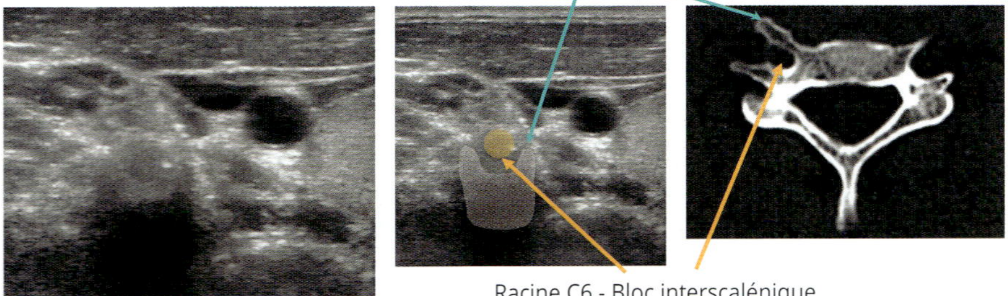

Cône d'ombre

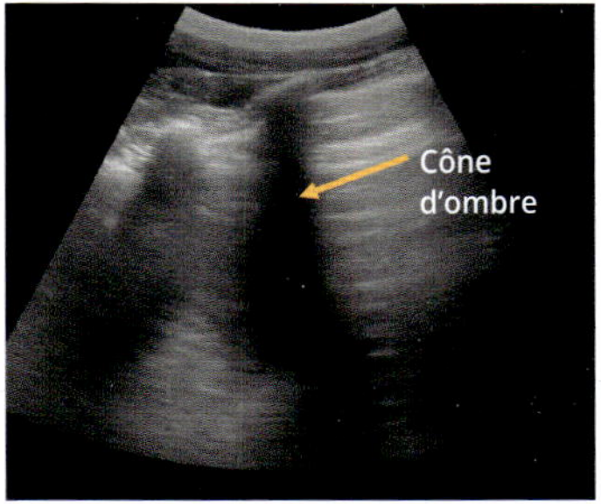

Renforcement postérieur

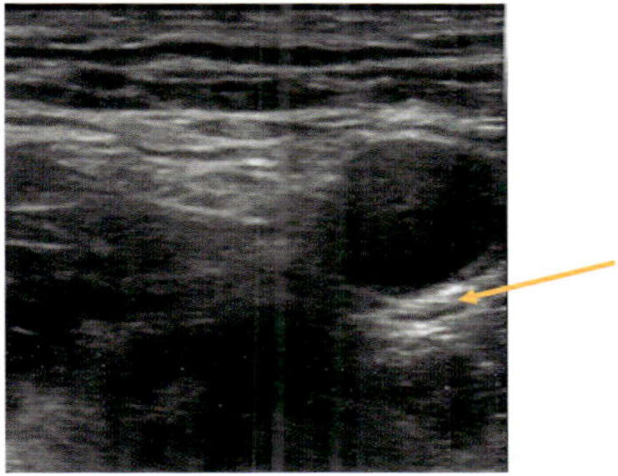

Réfraction

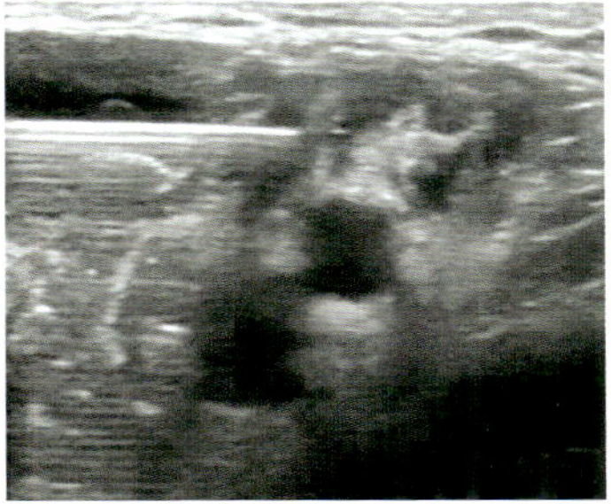

In plane = dans le plan des US	Aiguille dans le plan des ultrasons. Permet de visualiser l'ensemble de l'aiguille, notamment son extrémité. Attention, si le plan des ultrasons et l'aiguille ne sont pas parallèles, la progression de l'extrémité de l'aiguille n'est pas contrôlée.

Out of plane = hors du plan des US	Aiguille perpendiculaire au plan des ultrasons. Seul un point hyperéchogène est visualisé. Il est nécessaire de s'aider de l'hydrodissection pour repérer l'extrémité de l'aiguille lors de la progression.

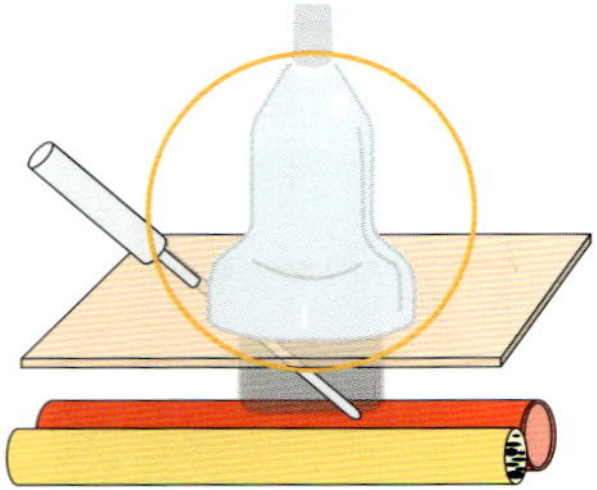

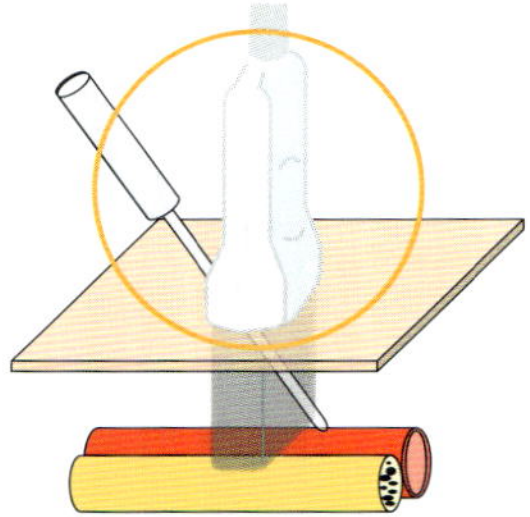

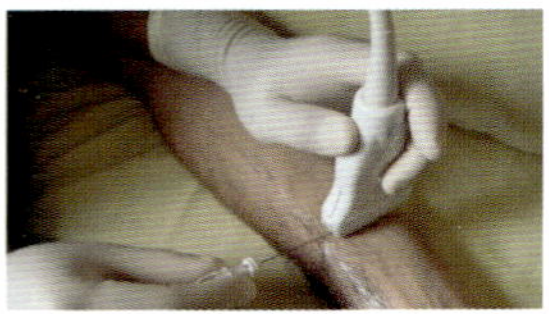

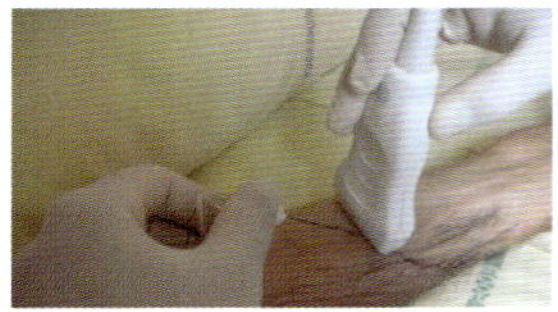

I 4 · Aiguille dans le plan

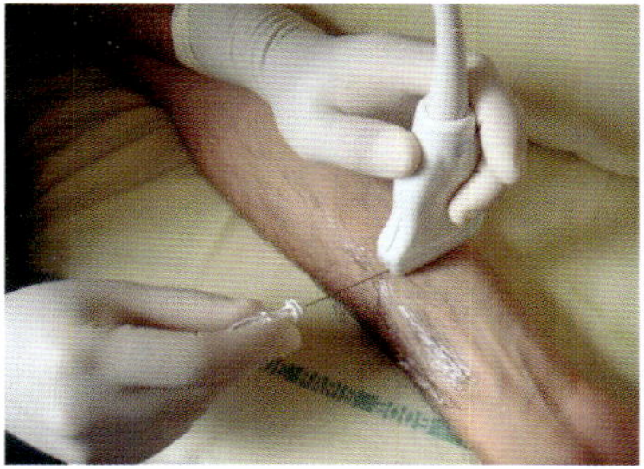

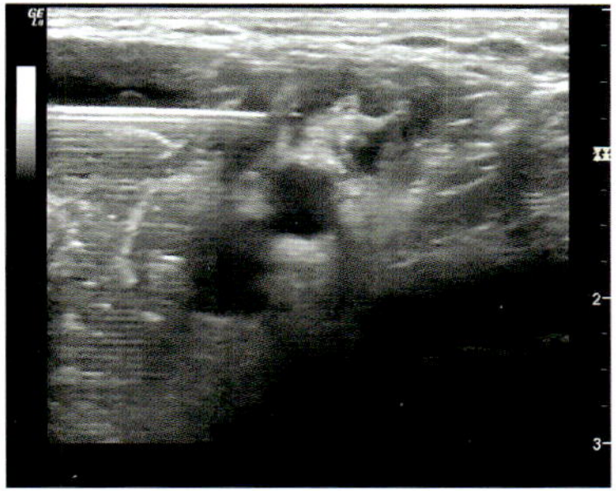

- La technique *in plane* nécessite un alignement parfait de l'aiguille avec le faisceau d'ultrasons pour garantir la visualisation de l'extrémité de l'aiguille.
- Dans le cas contraire, la position de l'extrémité de l'aiguille n'est pas connue : la progression peut être dangereuse.

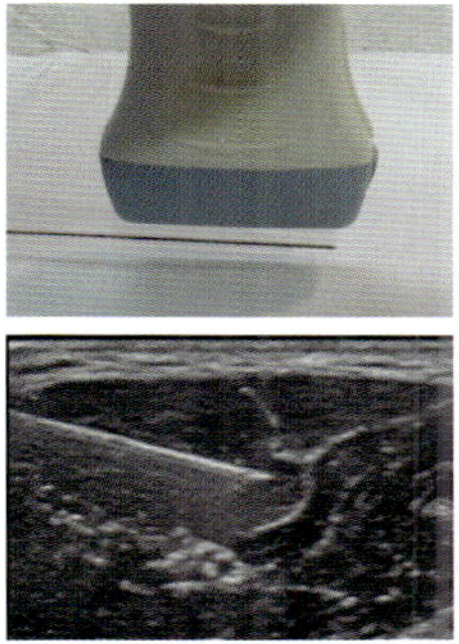

Alignement aiguille/sonde parfait

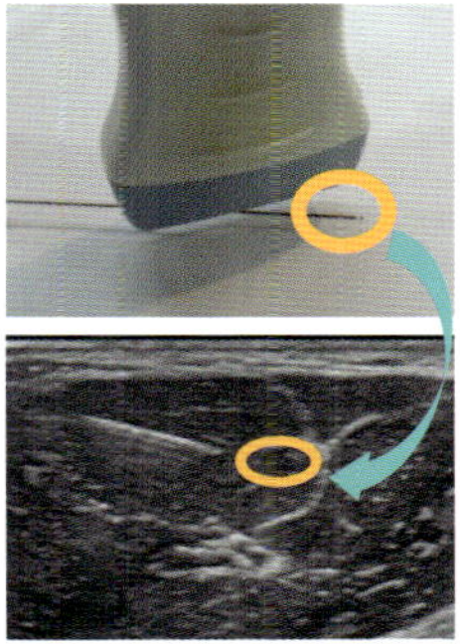

Alignement aiguille/sonde incorrect

I 4 • Aiguille en dehors du plan ⇨ hydrodissection et hydrolocalisation

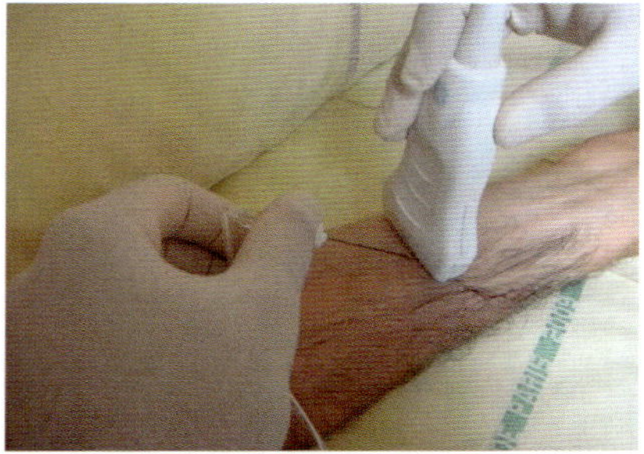

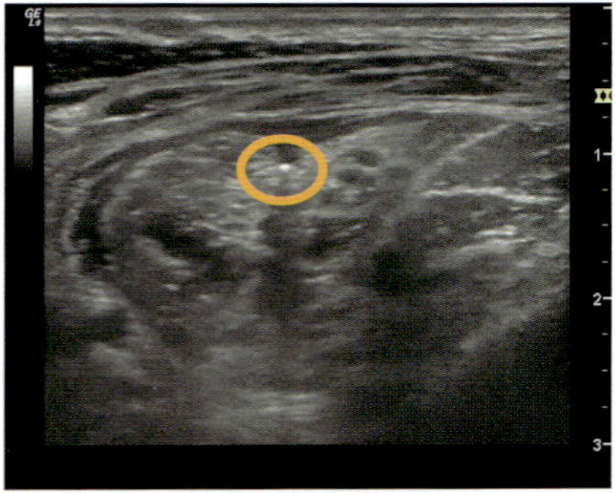

Hydrodissection	L'injection répétée de bolus d'AL ou de NaCl permet d'ouvrir les espaces de diffusion et de faciliter la progression **atraumatique** de l'aiguille. Principe de base de l'ALR échographique. Utile quelle que soit la visualisation de l'aiguille : *in plane* ou *out of plane*. Peut améliorer la visibilité de certains nerfs.
Hydro-localisation	L'injection de bolus d'AL ou de NaCl permet la localisation de l'extrémité de l'aiguille. On visualise directement l'AL ou la déformation des tissus mous. Seule technique permettant le repérage de l'extrémité de l'aiguille avec la technique *out of plane*.

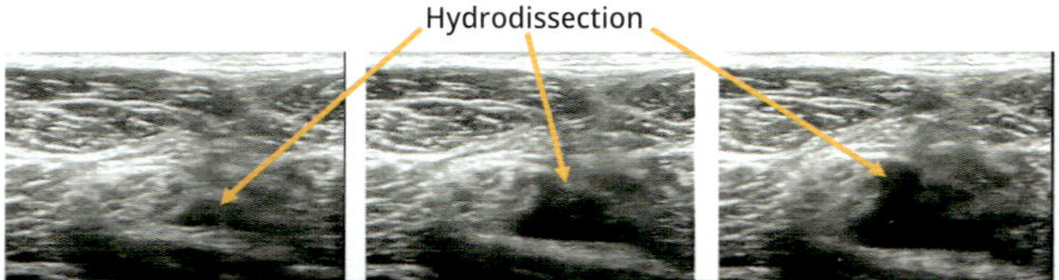

Ouverture des espaces de diffusion pour faciliter la progression de l'aiguille

4 • Reconnaître la bonne diffusion de l'AL ➪ Signe du « donut »

La diffusion idéale de l'anesthésique local doit être circonférentielle autour de la structure nerveuse : ➪ **signe du « donut » ou de la cocarde**.

Nécessite le franchissement des fascias pour une diffusion optimale et le repositionnement de l'aiguille (médial et latéral ou supérieur et inférieur).

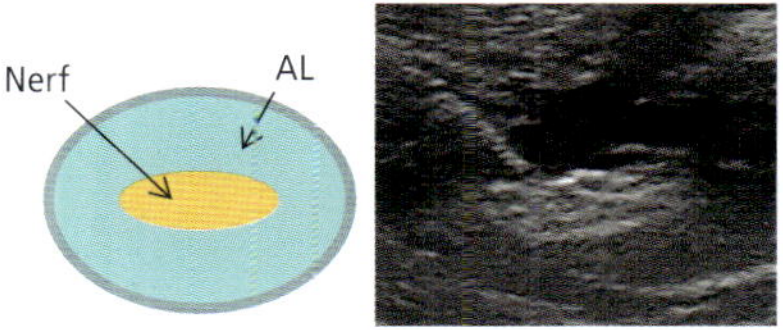

Technique d'injection

- Aborder tangentiellement le nerf, pour éviter la ponction intraneurale lors du passage des aponévroses
- Plexus proximaux ➪ situés au sein d'un espace de diffusion
- En distalité ➪ tissu conjonctif important, pas d'espace de diffusion ➪ progression et injection au plus proche du nerf
- Neurostimulation sentinelle associée (page 31)
- L'AL doit entourer le nerf à son contact, sans structure interposée entre AL et nerf (échec)

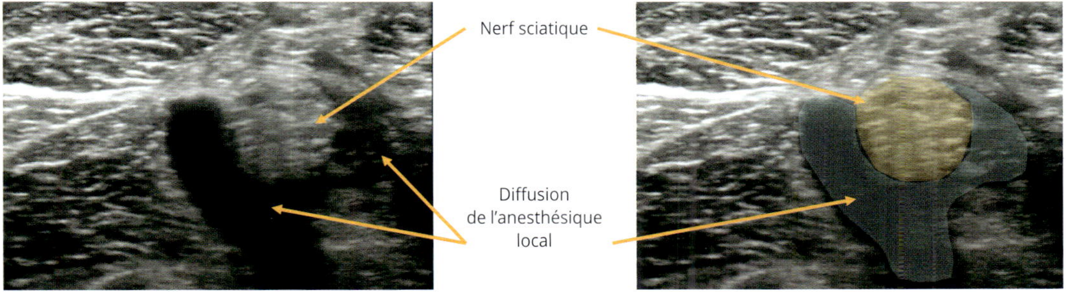

4 • Reconnaître les injections intraneurales

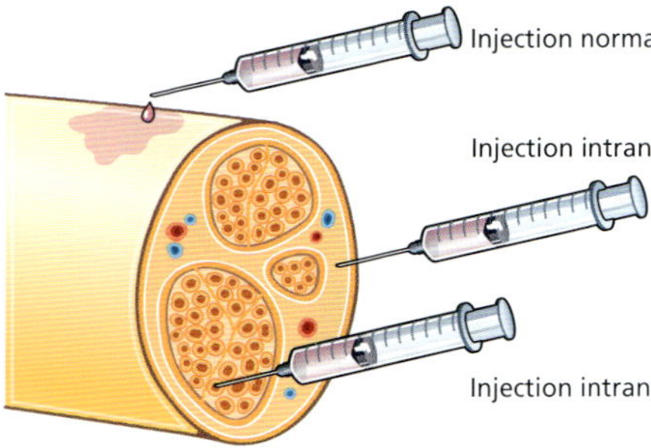

Les injections intraneurales

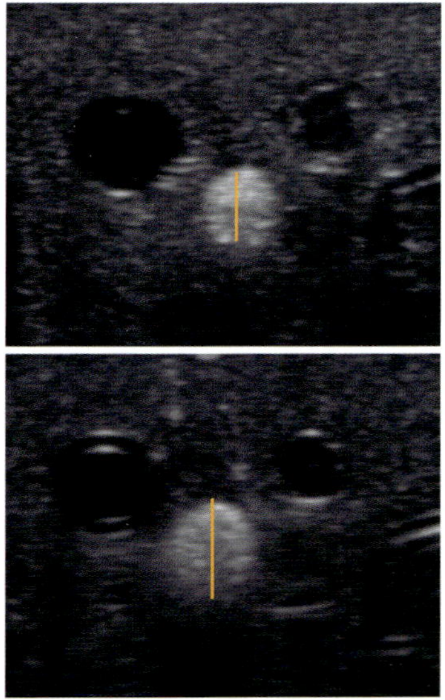

Injection intraneurale sur fantôme
⇨ ballonisation du nerf

Injection intraneurale

- Gonflement du nerf
- Constitution d'un halo intraneural
- Le nerf n'est pas refoulé lors de l'injection
- Lors du retrait de l'aiguille, le nerf est attiré avec celle-ci (≠ périneural)
- Aborder tangentiellement le nerf, pour éviter la ponction intraneurale lors du franchissement des aponévroses

⚠ Attention ! L'injection intraneurale peut être **asymptomatique.**

- En cas d'injection intraneurale ⇨ **arrêter l'injection et repositionner l'aiguille**

5 • NEUROSTIMULATION SENTINELLE ASSOCIÉE

- La neurostimulation n'est plus la technique de référence mais elle est complémentaire pour le repérage, notamment dans les circonstances plus difficiles échographiquement
- Utilisation en complément de l'échoguidage ⇨ neurostimulation sentinelle
- Réglage entre 0,6 mA et 1 mA avec durée de stimulation de 0,1 ms ⇨ permet l'identification des structures nerveuses

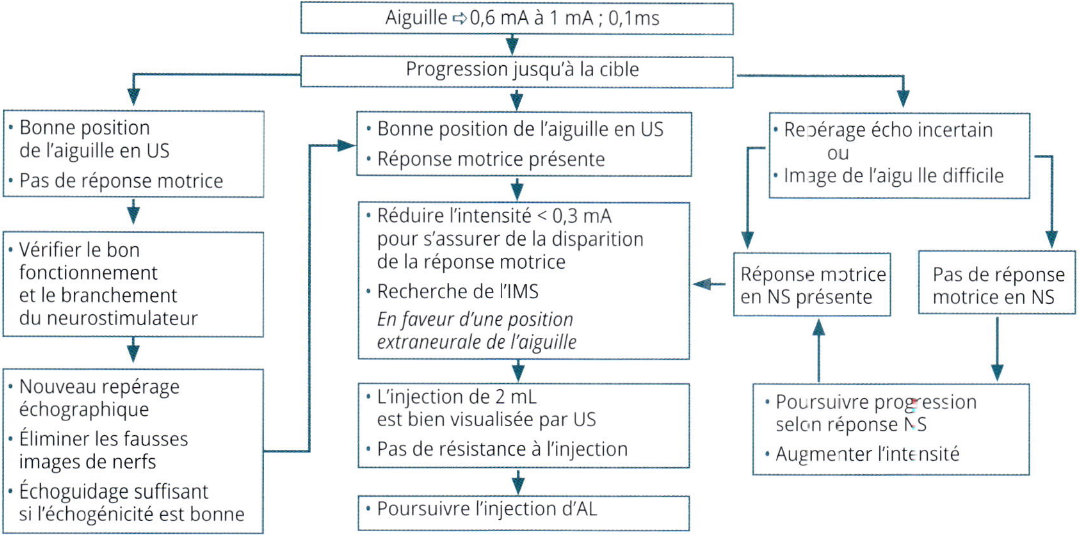

Respect des règles d'asepsie standard

- Désinfection cutanée
- Matériel stérile
- Protection stérile adaptée de la sonde d'échographie
- Utilisation de gel échographique stérile unidose
- Désinfection de bas niveau de la sonde en l'absence de perforation de la protection
- Désinfection de haut niveau en cas de déchirure de la housse stérile
- Les sondes et les câbles doivent être nettoyés, désinfectés et essuyés entre chaque patient

Gaine stérile simple
Pour bloc simple

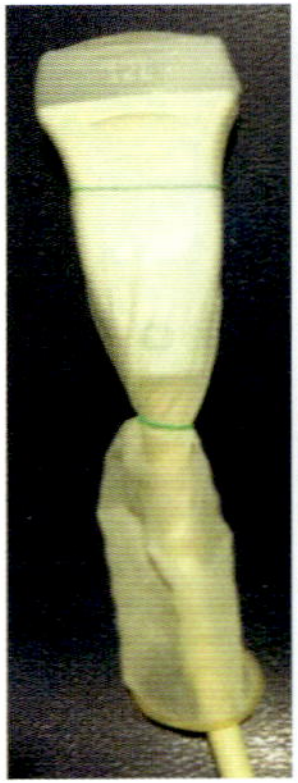

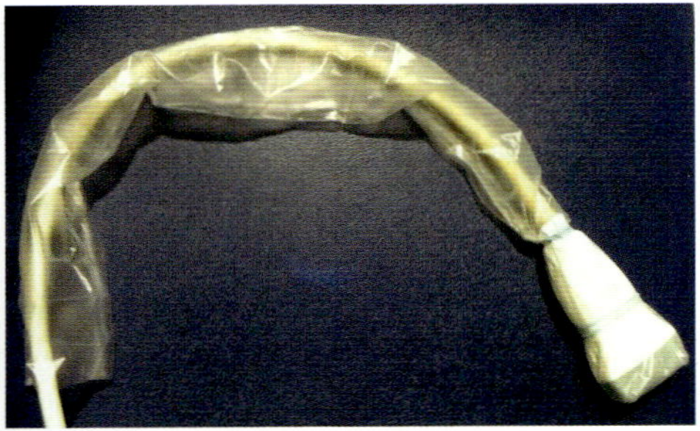

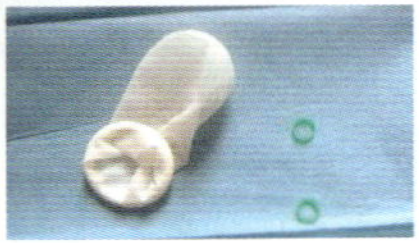

Housse stérile
Pour la pose de KT périnerveux

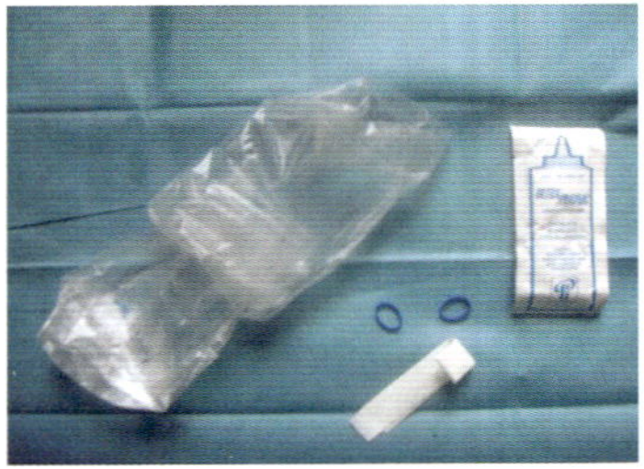

I 6 • Mise en place de la housse stérile

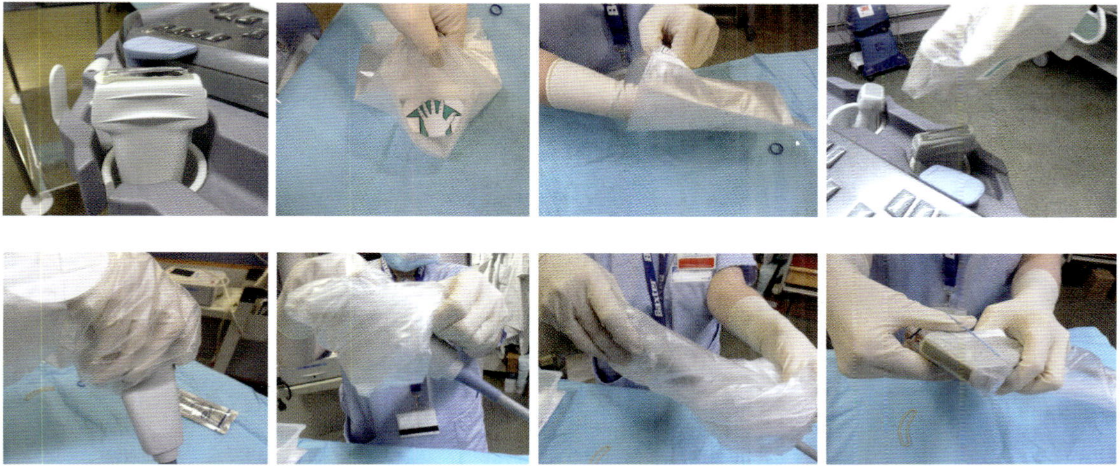

7 • LES RÈGLES PRATIQUES DE PONCTION

INSTALLATION	Patient ⇨ confortable Médecin ⇨ être assis est recommandé Échographe ⇨ positionner l'écran de façon optimale
MATÉRIEL ADAPTÉ	Aiguille de taille suffisante Matériel stérile Échographe ⇨ réglage sonde, gain, profondeur, focale
REPÉRAGE	INDISPENSABLE pour : • optimisation des réglages • identification des nerfs (technique de l'ascenseur) • identification des structures adjacentes, des variations anatomiques • choix de la coupe échographique idéale
PONCTION	• Ponction cutanée parfois difficile ⇨ prétrou avec trocart • Visualiser l'aiguille au maximum, technique *in plane* • Visualiser l'extrémité de l'aiguille avant toute progression ⇨ *in plane* ou hydrodissection • Toujours aborder le nerf de façon tangentielle, jamais de face • Ne pas trop appuyer avec la sonde ⇨ compression veineuse
INJECTION	• **RIEN NE SE PERD ⇨ toute injection doit être visualisée, sinon injection intravasculaire jusqu'à preuve du contraire** • Respect des règles de sécurité en ALR ⇨ **test aspiration +++**, injection fractionnée et lente, pression d'injection basse, IMS, absence de douleur à l'injection, perte de réponse motrice dès le 1er mL injecté si NS associée • La diffusion de l'AL doit être circonférentielle ⇨ signe du donut • Attention à l'injection intraneurale ⇨ ballonisation du nerf (œdème du nerf) + mobilisation du nerf lors du retrait de l'aiguille
COMPTE RENDU	• Noter les doses injectées, les complications lors de la procédure, les blocs de complément

8 • ANESTHÉSIQUES LOCAUX (D'APRÈS SFAR 2021)

Agent	Délai action	Durée action	Dose maximale non adrénalinée	Dose maximale adrénalinée
Lidocaïne (Xylocaïne®)	Court	2 heures	5 mg/kg (350 mg)	7 mg/kg (500 mg)
Mépivacaïne (Carbocaïne®)	Court	3 – 4 heures	5 mg/kg (350 mg)	7 mg/kg (500 mg)
Bupivacaïne (Marcaïne®)	Moyen	3 heures	2 mg/kg (175 mg)	3 mg/kg (225 mg)
Ropivacaïne (Naropeine®)	Moyen	4 – 6 heures	3 mg/kg (200 mg)	3 mg/kg (250 mg)
Lévobupivacaïne	Moyen	6 – 8 heures	2 mg/kg (200 mg)	3 mg/kg (225 mg)

Fiche SFAR 2021 Intoxications aux anesthésiques locaux :
https://sfar.org/download/intoxication-aux-anesthesiques-locaux/?wpdmdl=31761&refresh=64b90510b8e801689847056

8 • Anesthésiques locaux : toxicité systémique (d'après SFAR 2021)

Circonstances

Injection accidentelle intravasculaire : **signes immédiats**

Résorption importante après injection extravasculaire : **signes retardés** (jusqu'à 60 min après injection)

Signes neurologiques	Signes cardiovasculaires
Subjectifs : • picotements péribuccaux , goût métallique • céphalées, distorsions visuelles ou auditives • vertiges, nausées, acouphènes • trémulations des extrémités **Objectifs :** • perte de connaissance, coma • convulsions • arrêt respiratoire	• Troubles de la conduction auriculoventriculaire • Troubles du rythme, surtout ventriculaires • Hypotension, collapsus • Trouble du rythme ventriculaire - arrêt cardiaque

NB : Les signes subjectifs peuvent ne pas être rapportés avant la survenue des signes objectifs avec les solutions ne contenant que les isomères lévogyres d'anesthésiques locaux.

8 • CAT toxicité des anesthésiques locaux (d'après SFAR 2021)

Actions immédiates

Appel à l'aide : pronostic vital en jeu

Arrêt immédiat de l'injection des anesthésiques locaux

Vérifier la présence d'un pouls carotidien

Réanimation cardiorespiratoire

Perméabilité des voies aériennes

Oxygénothérapie avec $FiO_2 = 1$ (IOT si convulsions ou ACR)

MCE, **réanimation prolongée +++ (1 heure)**

Vasoconstricteurs pour perfusion d'organes

- Ne pas utiliser des doses importantes d'adrénaline (risque de renforcer le bloc induit par l'AL) Titration par 0,05 à 0,1 mg
- Amiodarone si arythmie ventriculaire (effet additif avec celui des AL)

Cardioversion en cas de fibrillation ventriculaire

Envisager ECMO en cas d'ACR réfractaire

Administration d'une émulsion lipidique à 20 %

Intralipides 20 % :

Bolus de 100 mL en 2-3 min (1,5 mL/kg si poids < 70 kg)

Puis perfusion de 250 mL en 15-20 min (0,25 mL/kg/min si poids < 70 kg)

Continuer la perfusion au moins 10 min après restauration hémodynamique

Dose max cumulée = 12 mL/kg)

Dosage du toxique = tube sec

Surveillance du patient

- Surveillance du rythme cardiaque et de l'hémodynamique impérative : risque de récidive important
- Durée de surveillance dépendant de l'anesthésique local responsable
- Durée minimum de surveillance rythmique : **6 heures**
- Déclaration événement indésirable associé aux soins : www.has-sante.fr/jcms/c_2787338/fr/declarer-les-evenements-indesirables-graves-associes-aux-soins-eigs

II

BLOCS ÉCHOGUIDÉS DU MEMBRE SUPÉRIEUR

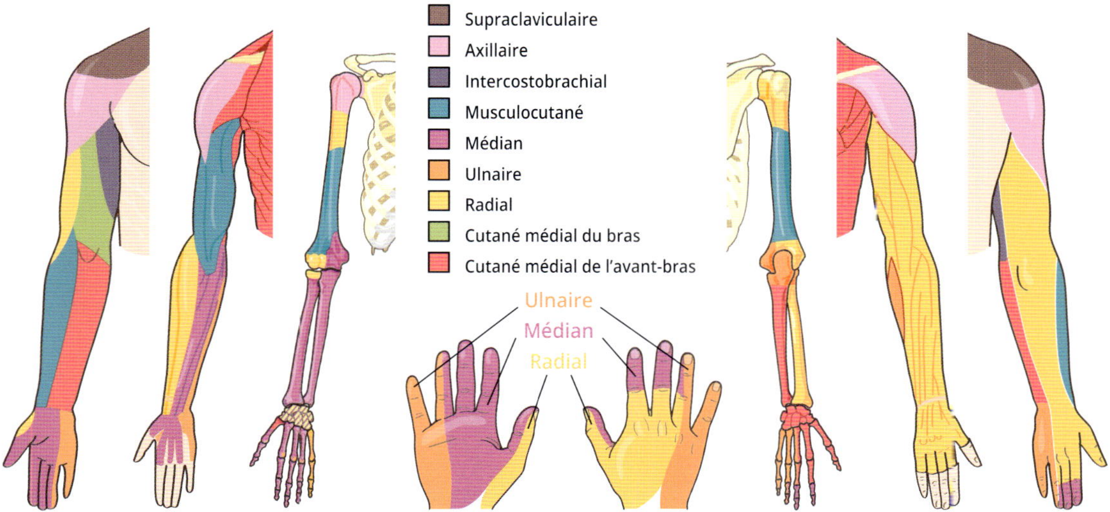
Supraclaviculaire
Axillaire
Intercostobrachial
Musculocutané
Médian
Ulnaire
Radial
Cutané médial du bras
Cutané médial de l'avant-bras
Ulnaire
Médian
Radial

2 · RECOMMANDATIONS POUR LES BLOCS PLEXIQUES DU MEMBRE SUPÉRIEUR

(D'après RFE ALR périnerveuse SFAR 2016)

TYPE DE CHIRURGIE	BLOC RECOMMANDÉ	BLOC DE COMPLÉMENT
Chirurgie de l'épaule	Bloc interscalénique	• Bloc du plexus cervical superficiel • Si territoire antérieur insuffisant : infiltration traçante du sillon deltopectoral
Arthroscopie de l'épaule	Bloc interscalénique	• Si territoire postérieur insuffisant : infiltration traçante du bord postérieur de l'épaule • Si territoire antérieur insuffisant : infiltration traçante du sillon deltopectoral
Extrémité supérieure de l'humérus	Bloc supraclaviculaire (extension du bloc au nerf axillaire)	
1/3 moyen du bras	Bloc supraclaviculaire	**Si insuffisants :** • bloc intercostobrachial et bloc cutané médial du bras
Chirurgie du coude	• Bloc supraclaviculaire (BSC) • Bloc axillaire (BAX)	**À associer obligatoirement :** • pour BSC : blocs intercostobrachial et cutané médial du bras • pour BAX : infiltration traçante bord inférieur du deltoïde (branches cutanées du nerf axillaire)
Chirurgie de l'avant-bras	• Bloc axillaire • Bloc au canal huméral	• Blocs distaux de rattrapage
Le garrot impose de bloquer 7 nerfs : médian, ulnaire, radial, musculocutané, cutanés médiaux du bras et de l'avant-bras, intercostobrachial. • Chirurgie de 15 à 30 min max : blocs au coude possibles • Garrot > 20 min : bloc axillaire		
Chirurgie de la main	• Si courte durée (< 30 min avec garrot) ou chirurgie sans garrot : blocs tronculaires distaux au coude au 1/3 inférieur de l'avant-bras • Bloc axillaire ou au canal huméral	

II 2 · Blocs échoguidés du membre supérieur

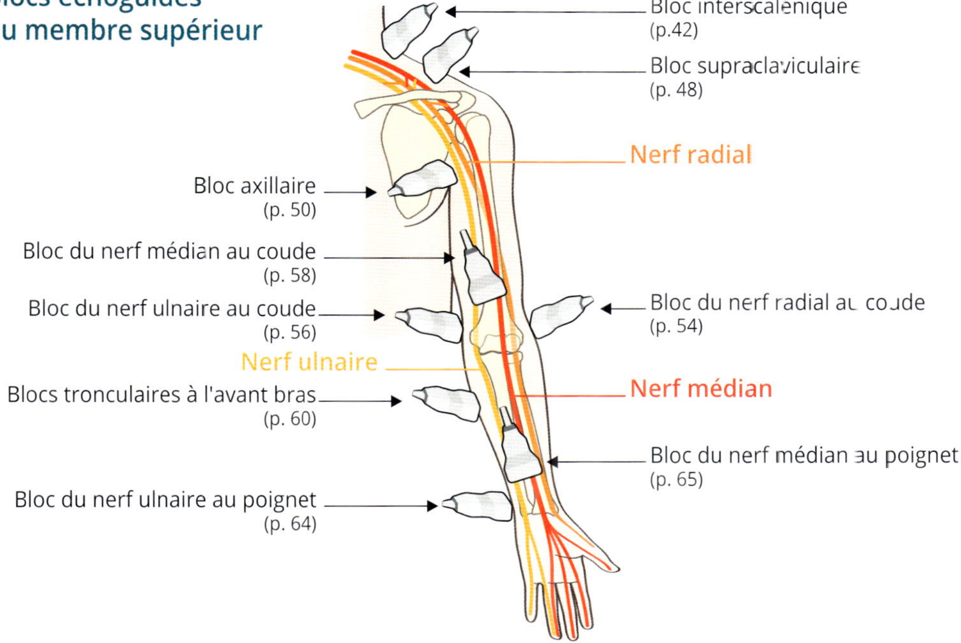

II 3 · BLOC INTERSCALÉNIQUE

- Aiguille de 50 mm
- Indications : chirurgie de l'épaule

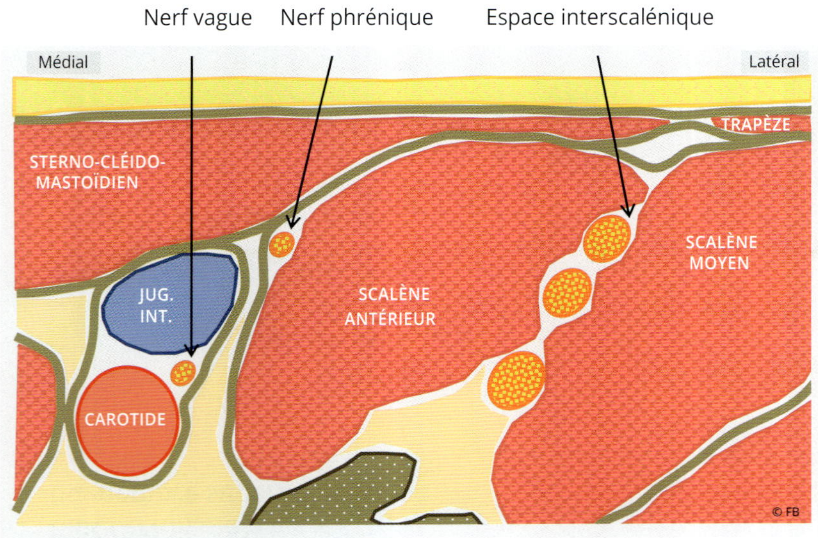

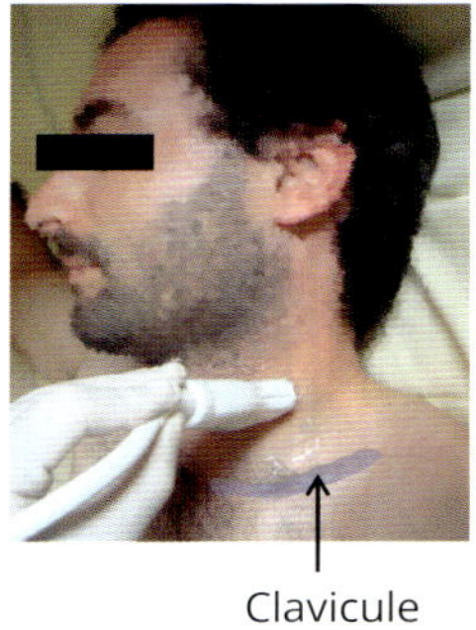

3 · Bloc interscalénique droit (1)

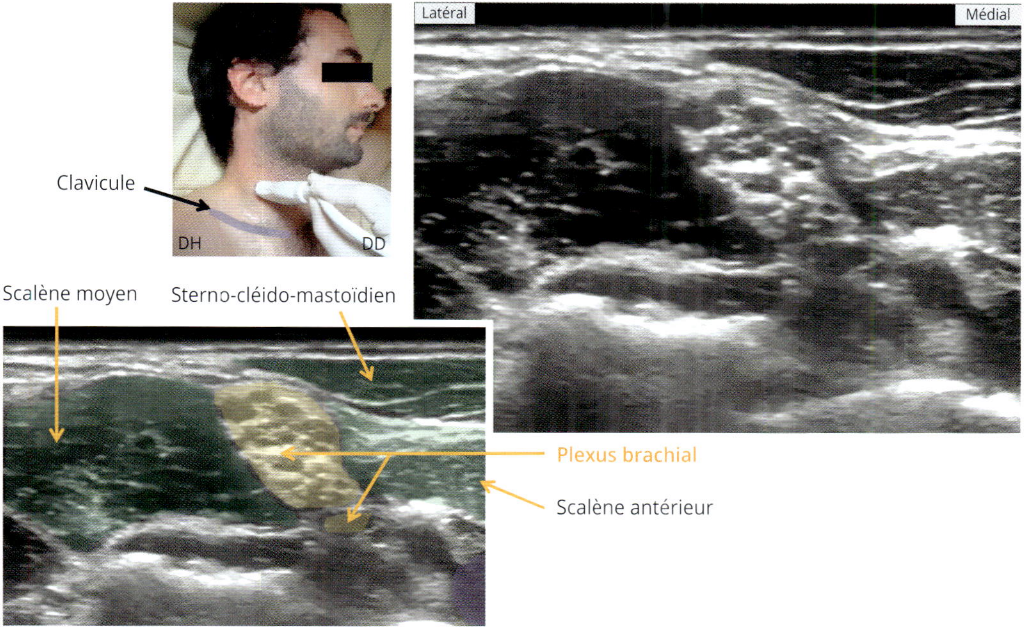

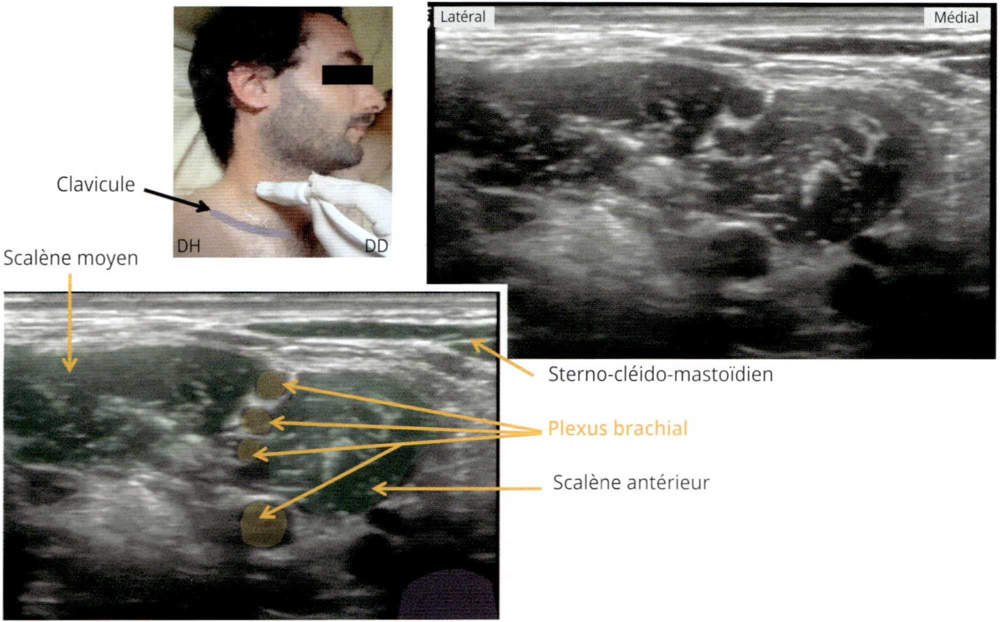
Clavicule
DH
DD
Latéral
Médial
Scalène moyen
Sterno-cléido-mastoïdien
Plexus brachial
Scalène antérieur

II 3 · Bloc interscalénique droit (3)

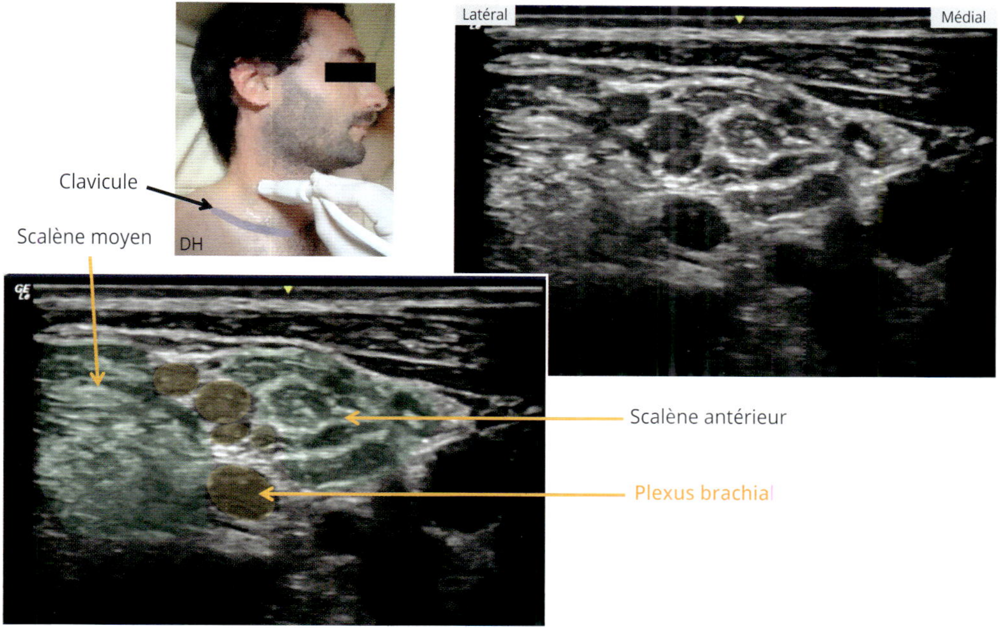

II 3 · Bloc interscalénique gauche (1)

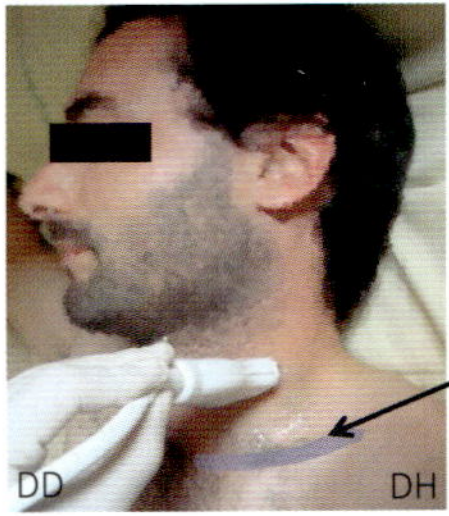

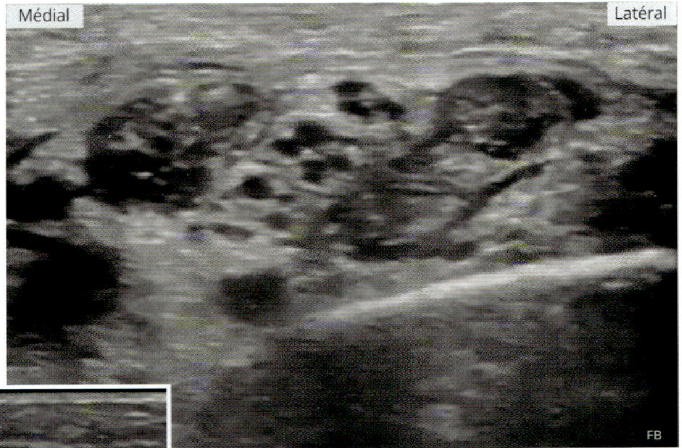

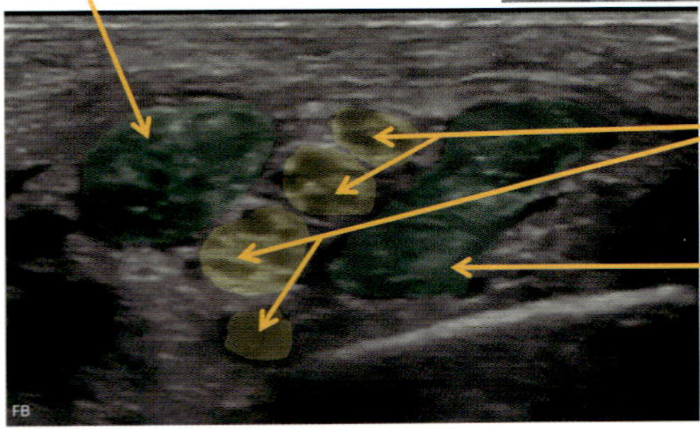

3 · Bloc interscalénique gauche (2)

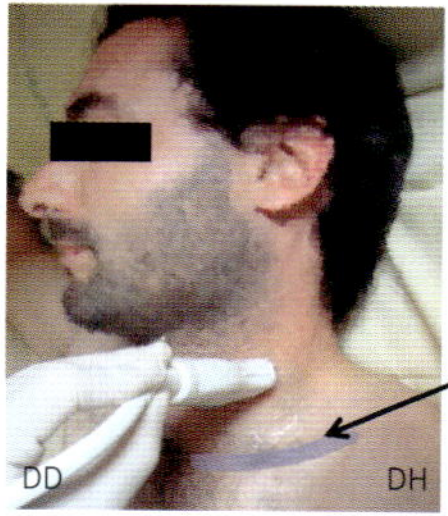

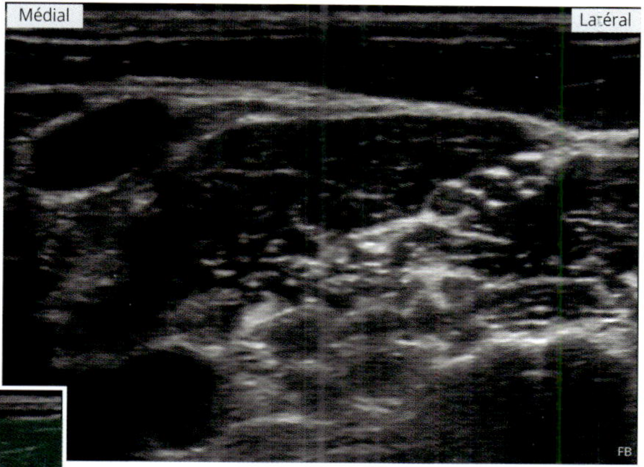

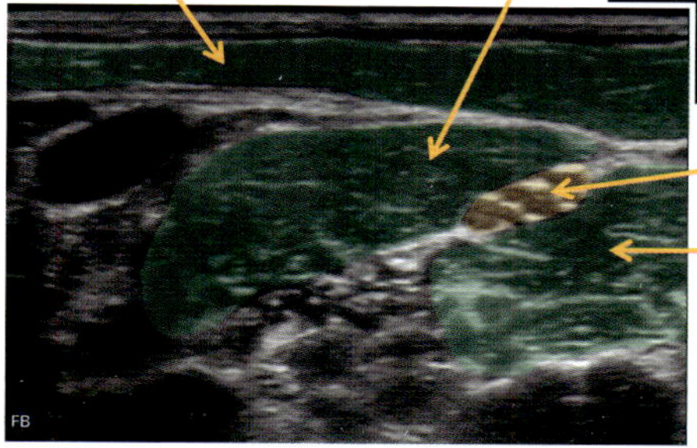

4 · BLOC SUPRACLAVICULAIRE - (1) droit

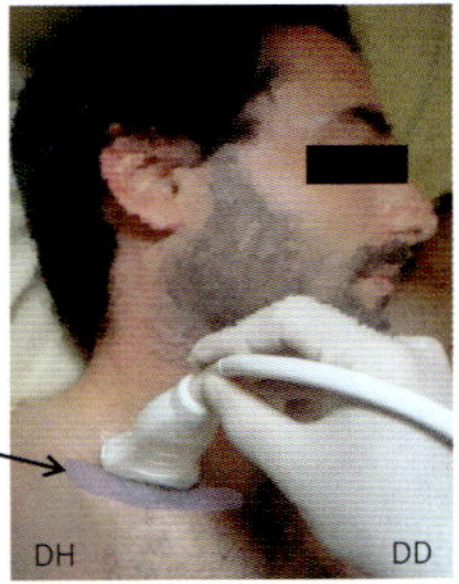

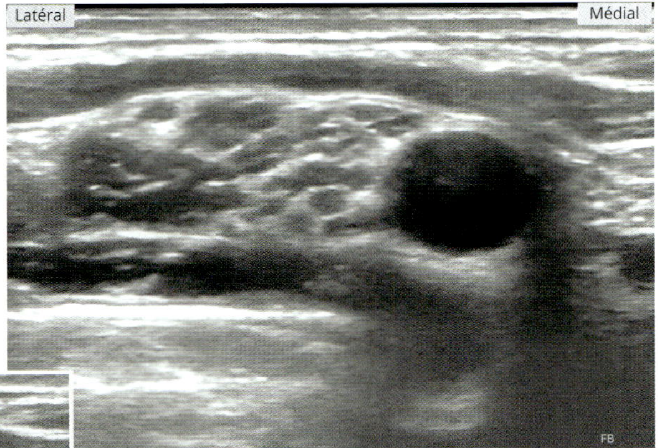

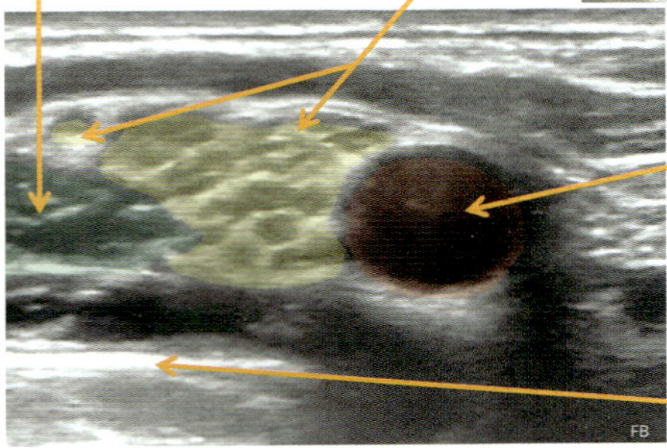

4 · BLOC SUPRACLAVICULAIRE - (2) gauche

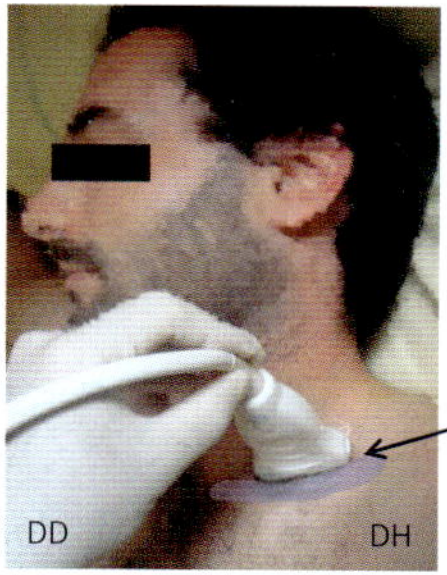

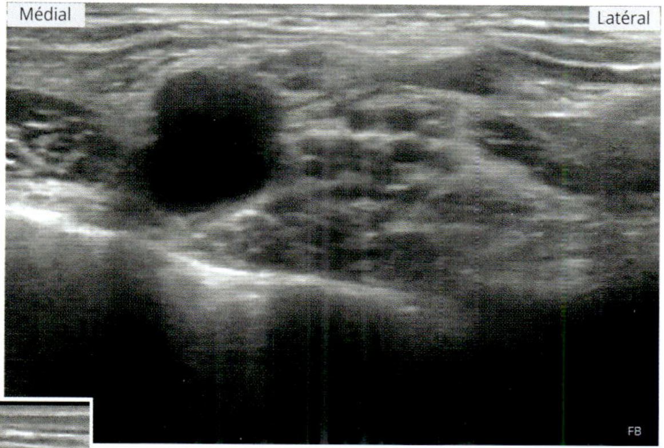

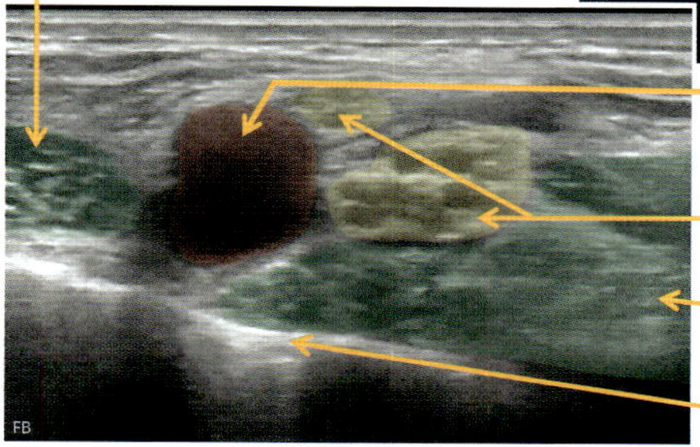

II 5 · BLOC AXILLAIRE

Bloc échoguidé à connaître !

- Aiguille de 50 mm ou 80 mm
- Indications : chirurgie de la main, de l'avant-bras et du coude

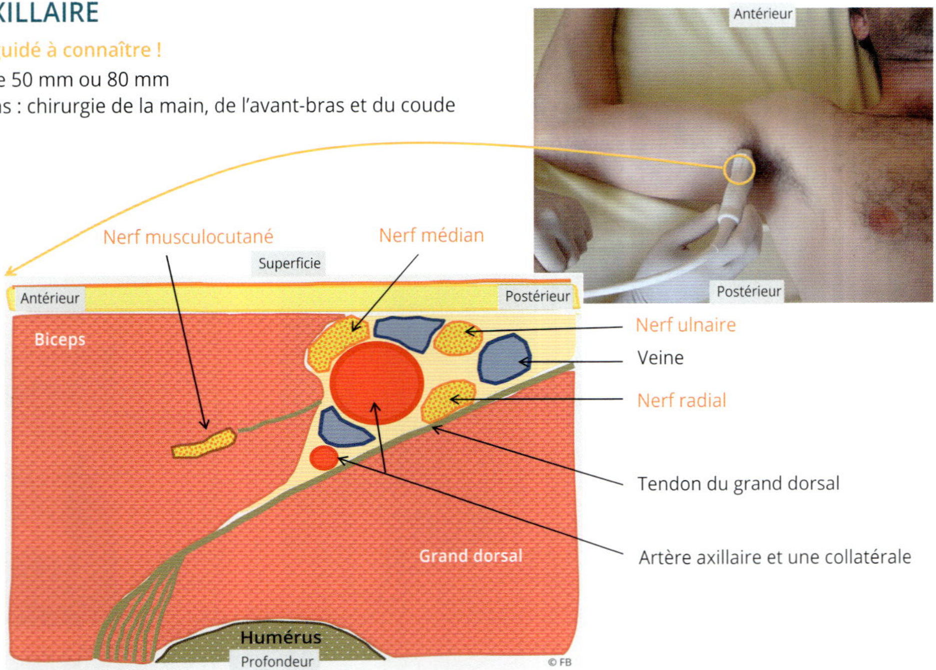

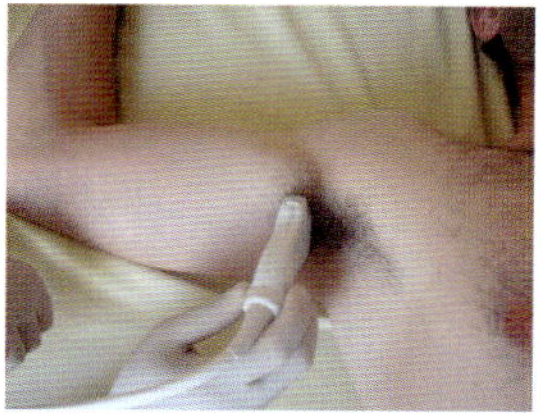

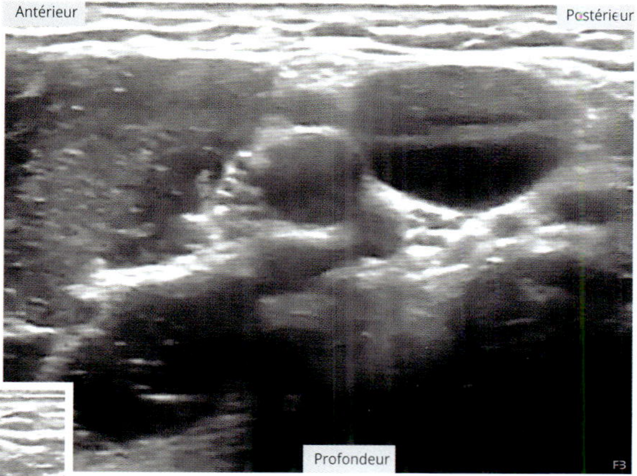
Antérieur
Postérieur
Profondeur
F3

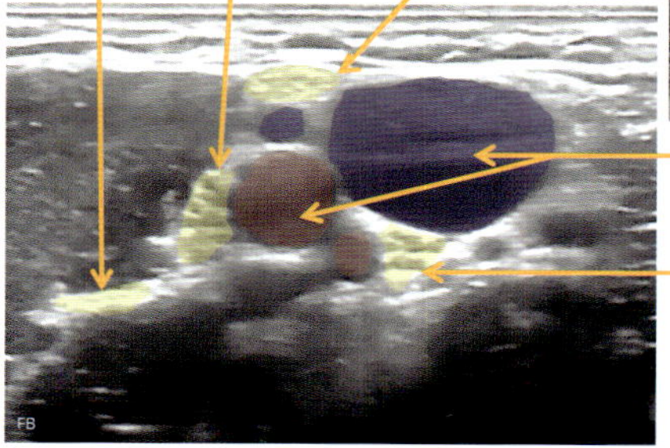
Nerf musculocutané
Nerf médian
Nerf ulnaire
Artère et veine
Nerf radial
FB

5 · Bloc axillaire (2)

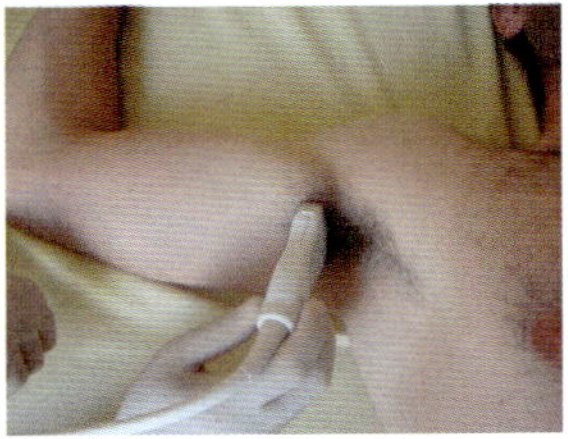

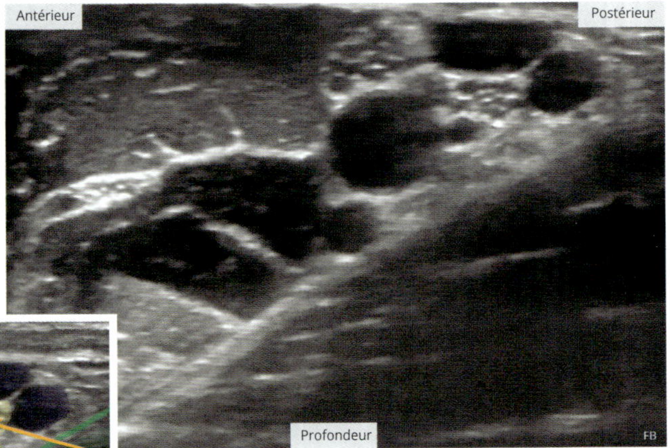

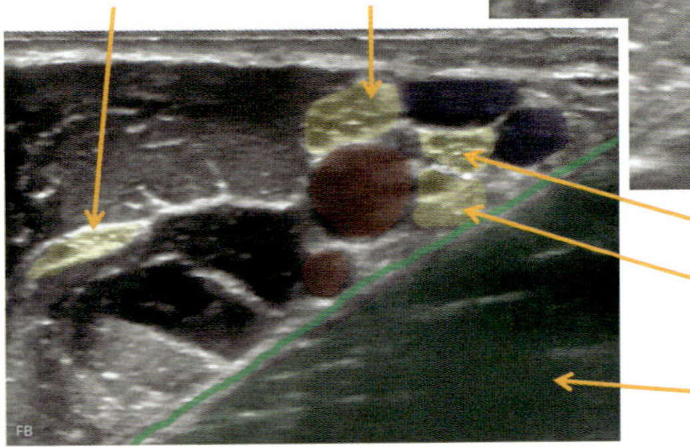

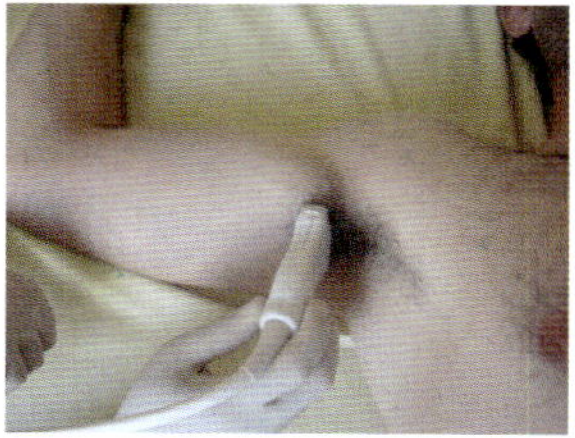

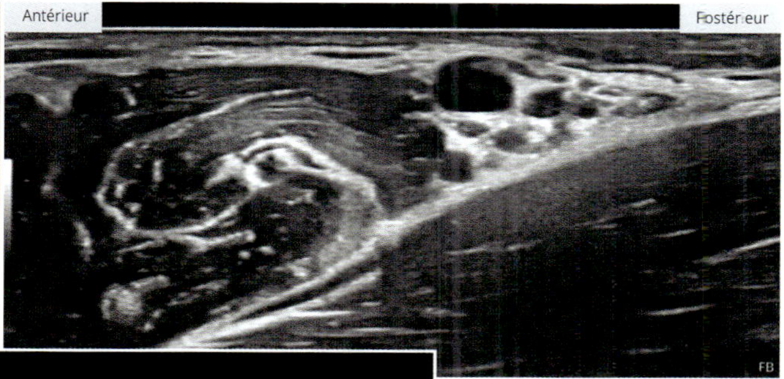
Antérieur
Postérieur
FB

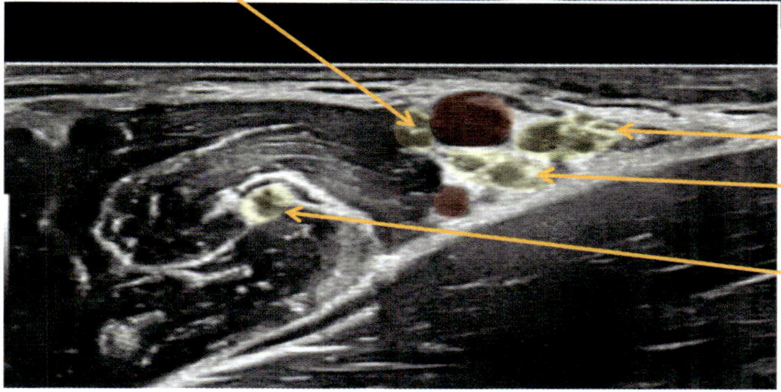
Nerf médian
Nerf ulnaire
Nerf radial
Nerf musculocutané

6 · BLOCS AU COUDE - Bloc du nerf radial au coude (1)

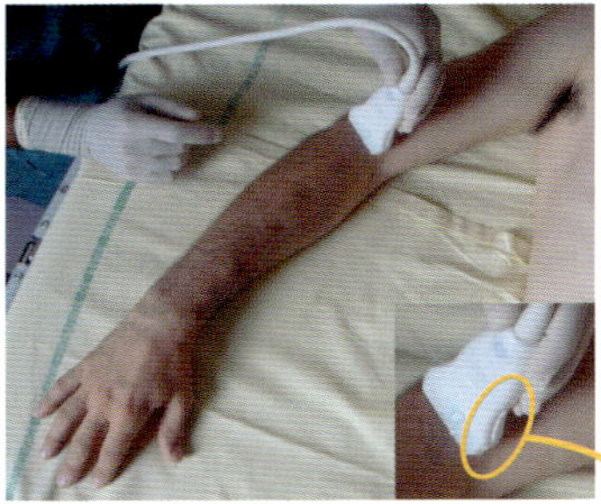

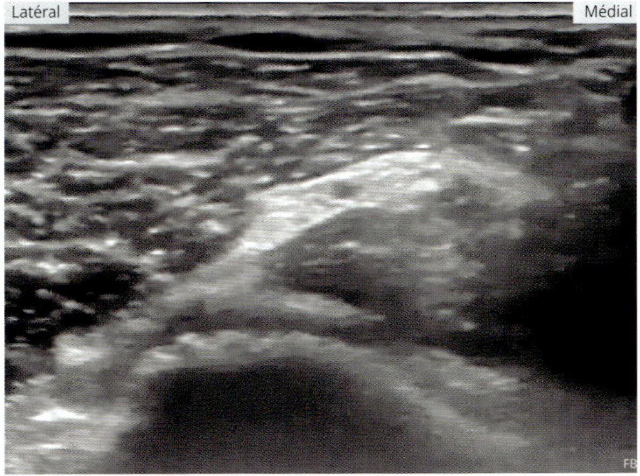

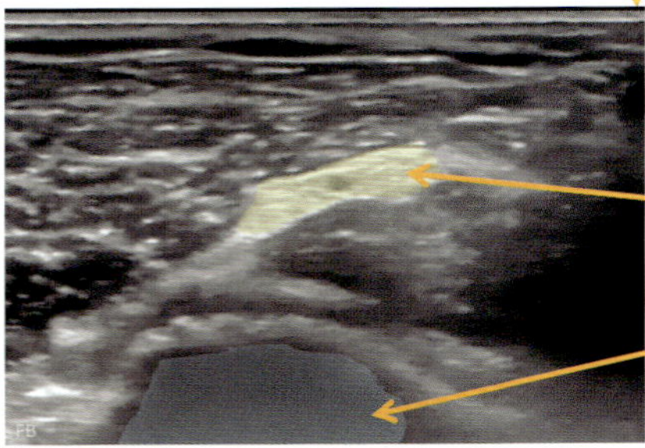

6 · Bloc du nerf radial au coude (2)

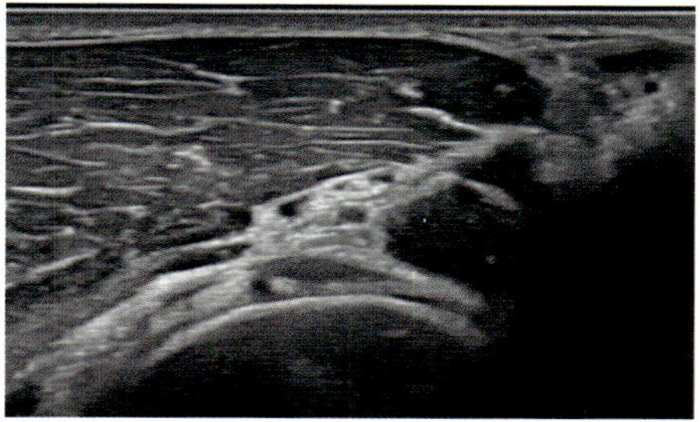

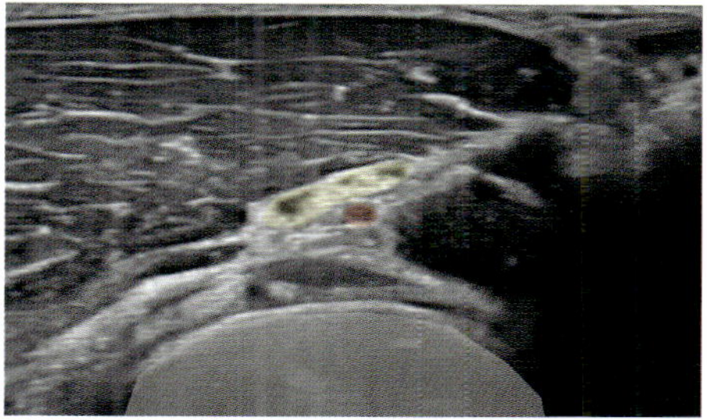

Division du nerf radial en sa branche superficielle et branche profonde

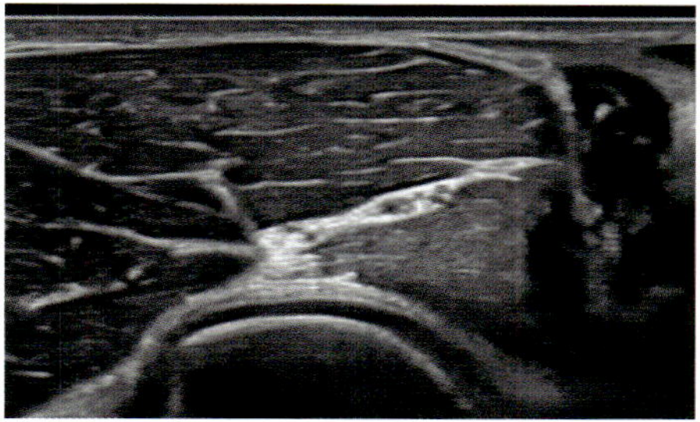

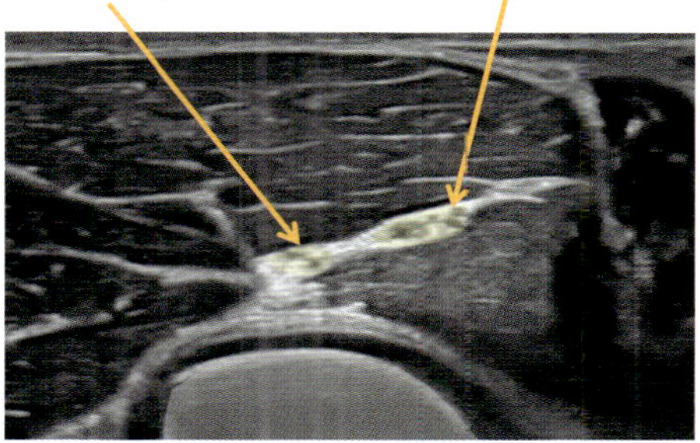

II 6 · Bloc du nerf ulnaire au coude (1)

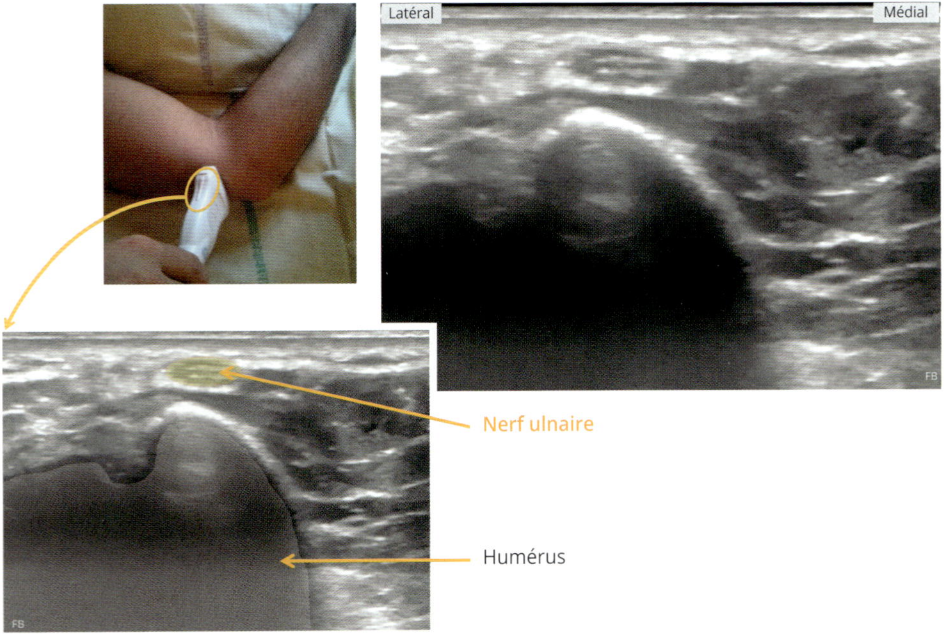

II 6 · Bloc du nerf ulnaire au coude (2)

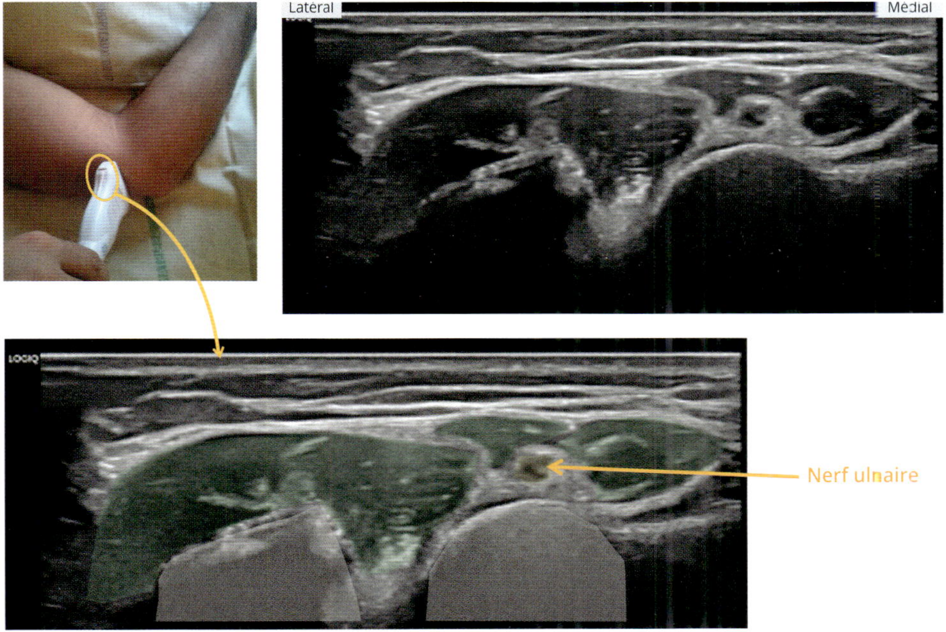

II 6 · Bloc du nerf médian au coude (1)

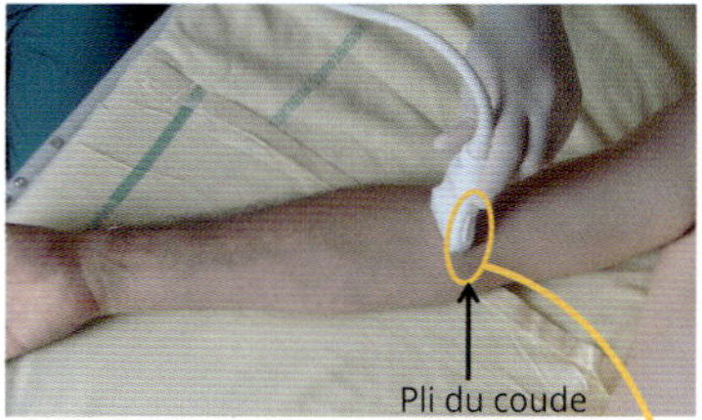

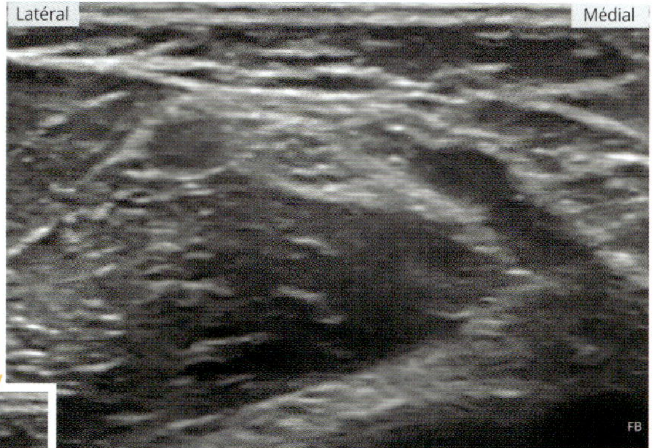

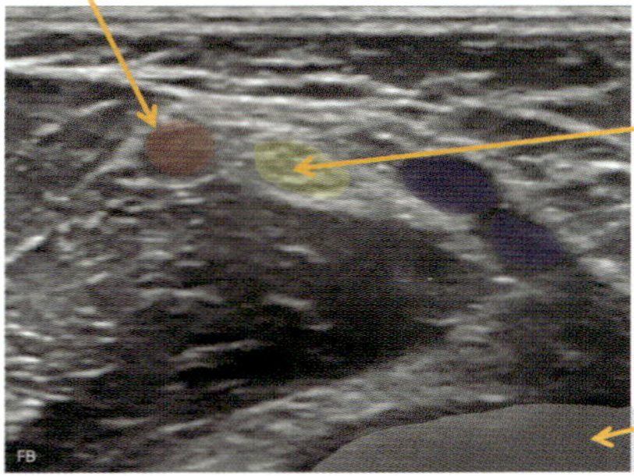

6 · Bloc du nerf médian au coude (2)

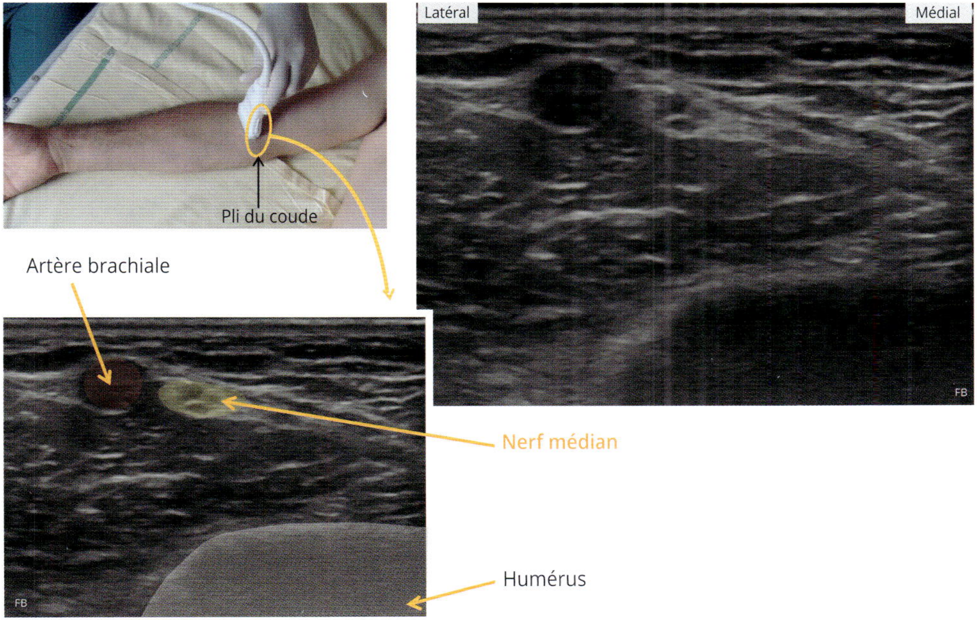

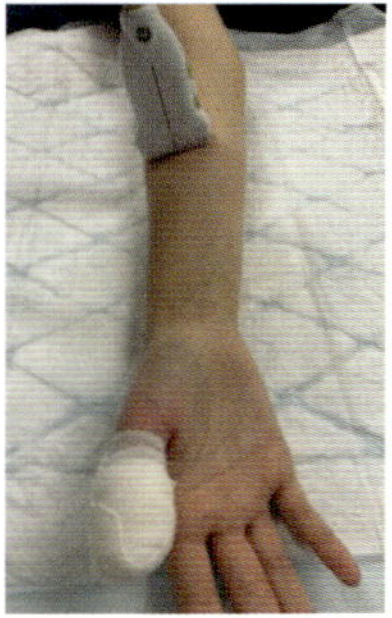

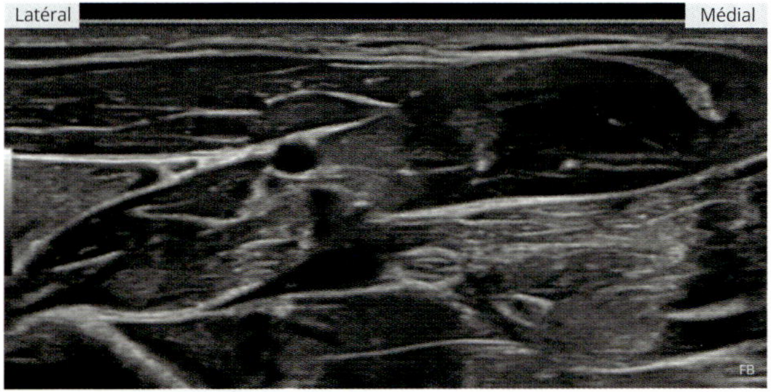
Latéral
Médial
FB

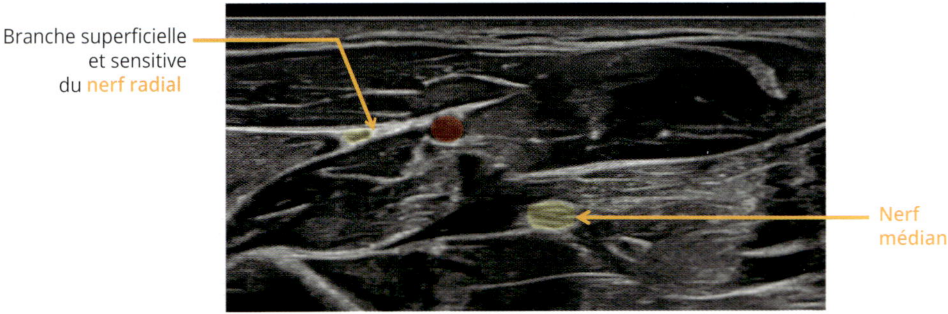
Branche superficielle et sensitive du nerf radial
Nerf médian

II 7 · Blocs tronculaires à l'avant-bras : nerf ulnaire

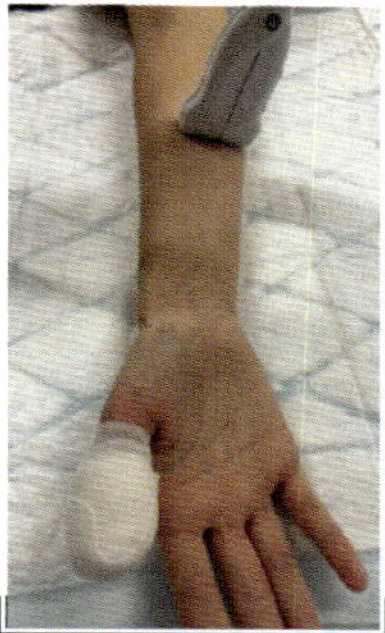

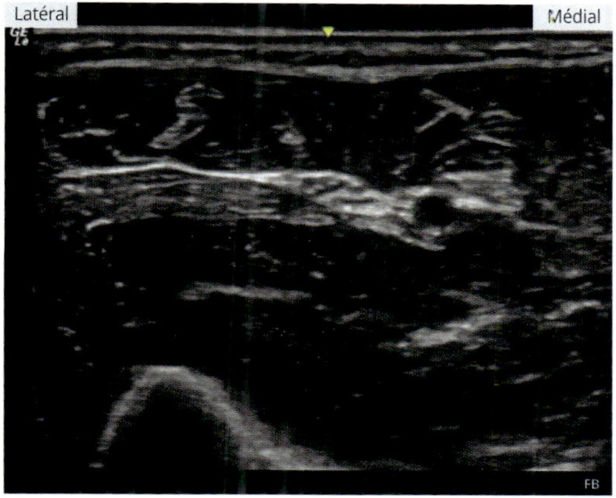

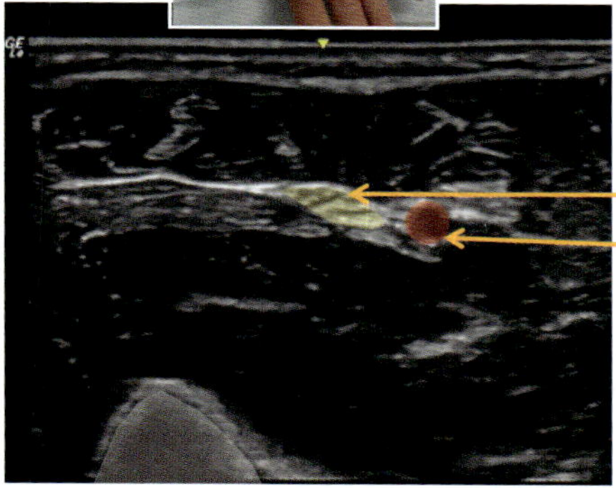

Selon le niveau, le nerf ulnaire est plus ou moins collé à l'artère ulnaire :

- **en proximal, il est à distance de l'artère**
- **en distalité, il est au contact de l'artère**

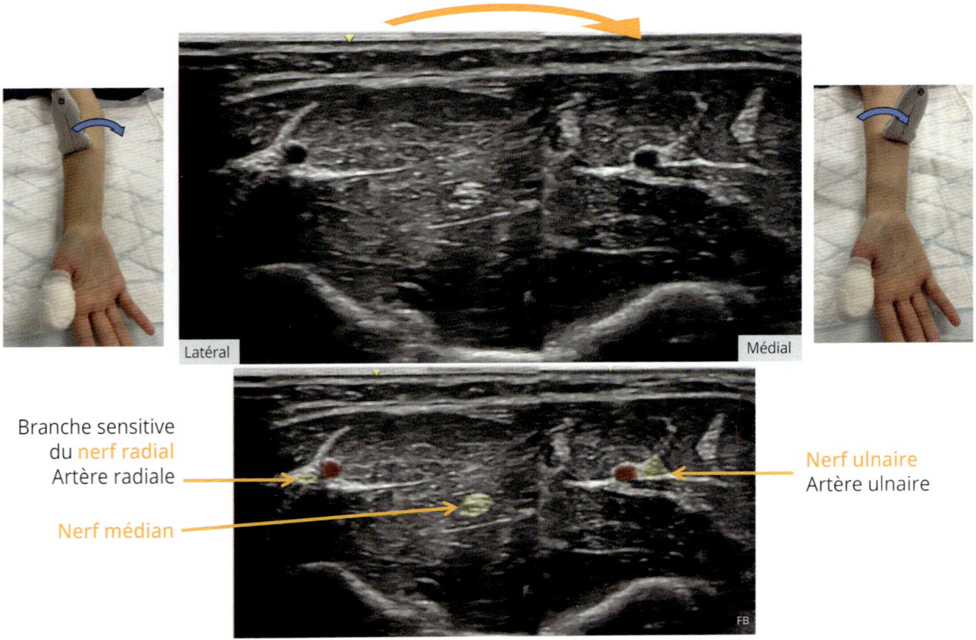
Latéral
Médial
Branche sensitive du nerf radial
Artère radiale
Nerf médian
Nerf ulnaire
Artère ulnaire
FB

II 7 · Blocs tronculaires à l'avant-bras : 3 nerfs en 1 ponction

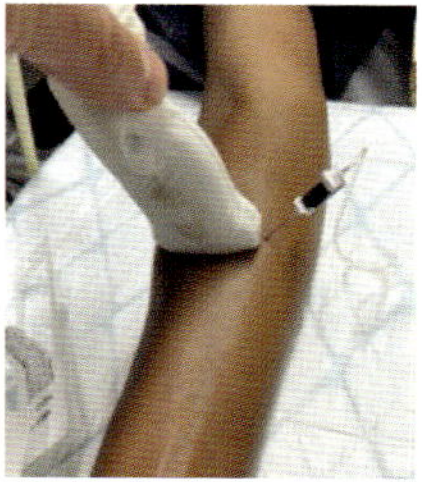

Pour réaliser un bloc sensitif de la main en une seule ponction :

Ma technique en 1 ponction :

- sonde face antérieure de l'avant-bras
  - ⇨ nerf médian
  - ⇨ branche sensitive du nerf radial
- sonde face interne de l'avant-bras
  - ⇨ nerf ulnaire
    (et inversion de l'orientation de l'aiguille)

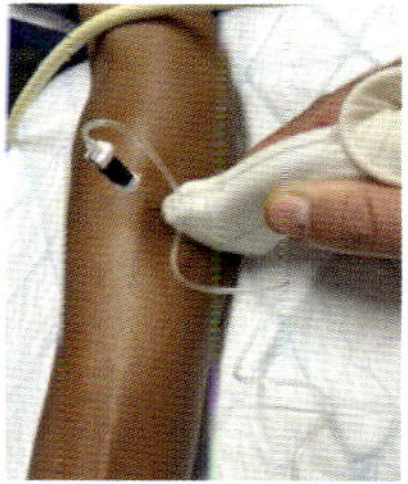

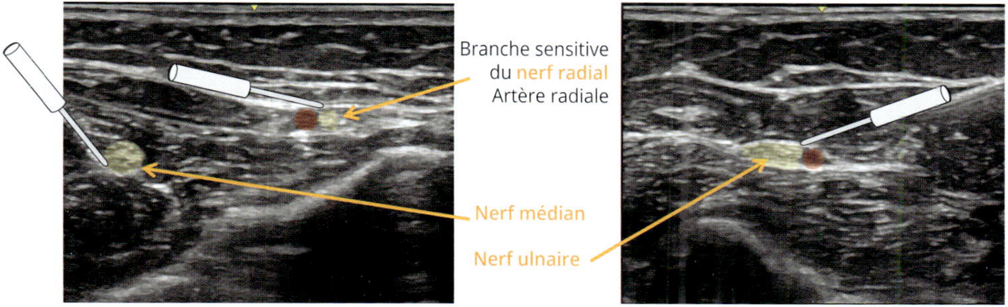

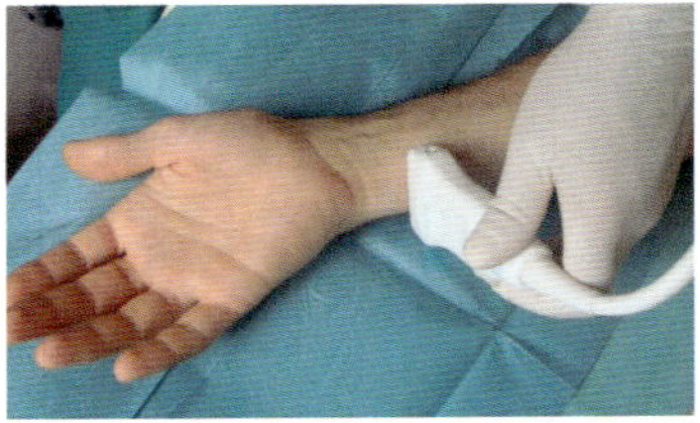

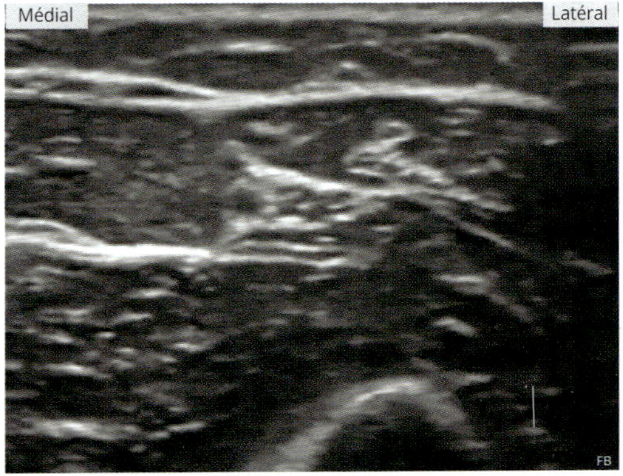
Médial
Latéral
FB

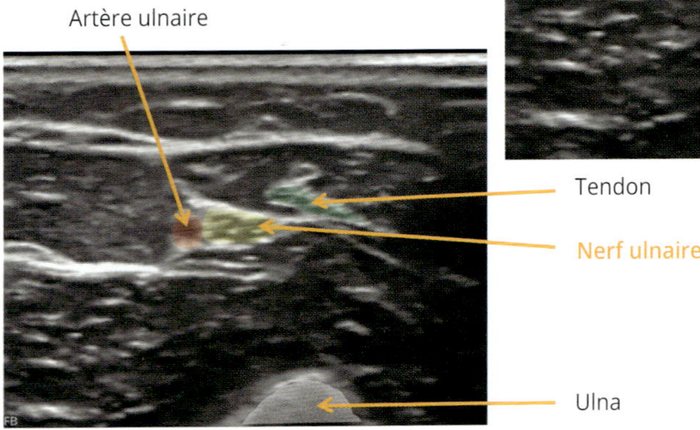
Artère ulnaire
Tendon
Nerf ulnaire
Ulna
FB

8 · Bloc du nerf médian au poignet (1)

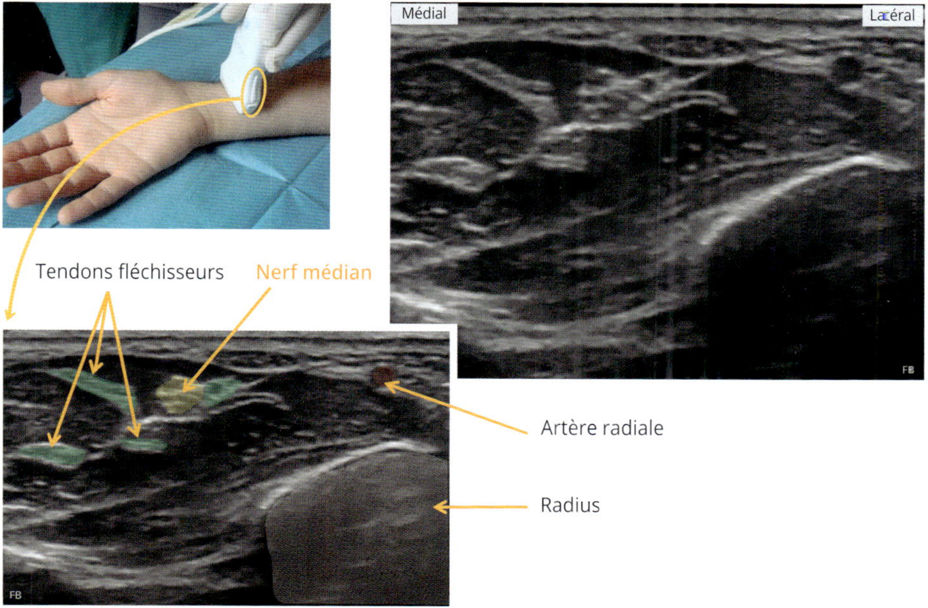

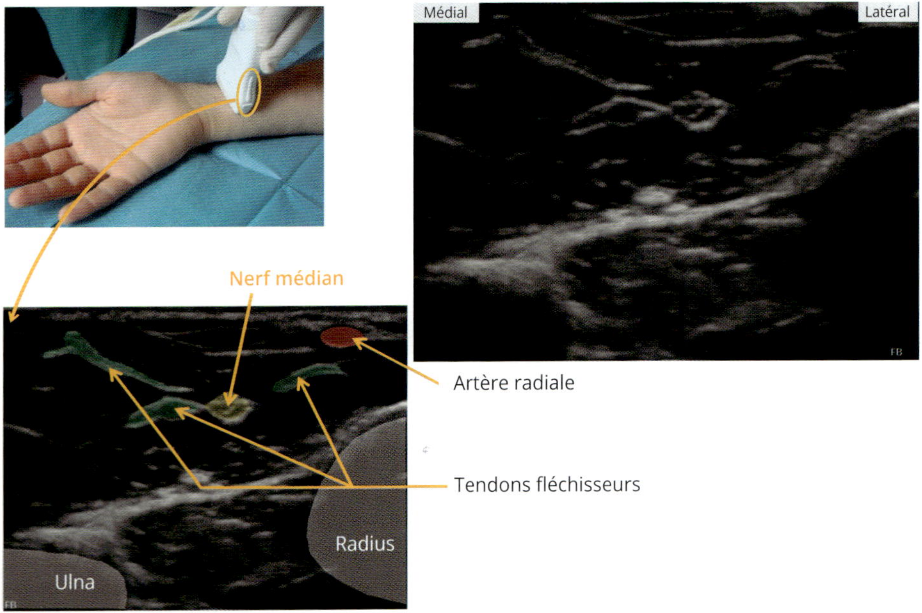
Médial
Latéral
FB
Nerf médian
Artère radiale
Tendons fléchisseurs
Radius
Ulna
FB

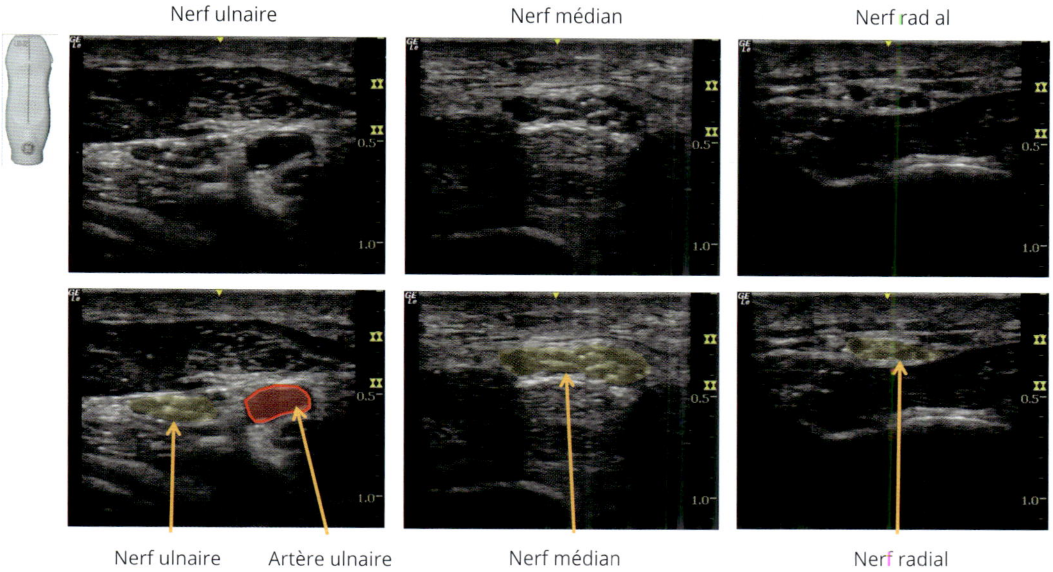
Nerf ulnaire
Nerf médian
Nerf rad al
0.5
1.0
Nerf ulnaire
Artère ulnaire
Nerf médian
Nerf radial

II 9 · QUELS BLOCS POUR LA CHIRURGIE DE LA MAIN ?

L'innervation de la main dépend de 3 nerfs : médian, ulnaire et radial

Nerf radial : uniquement sensitif
Nerf médian : sensitif et moteur
Nerf ulnaire : sensitif et moteur (il innerve intégralement le 5e doigt)

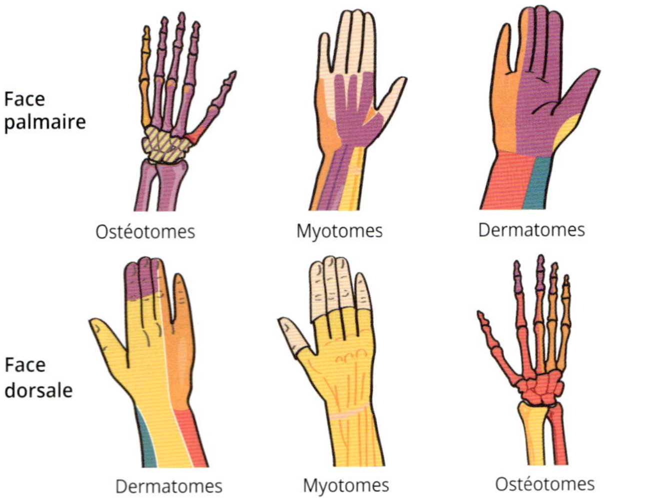

Main :
- Face palmaire ⇨ nerf médian et ulnaire
- Face dorsale ⇨ nerf radial et médian

Doigts :
- Pouce ⇨ nerf médian et radial
- 2e doigt ⇨ nerf médian et radial
- 3e doigt ⇨ nerf médian, radial et ulnaire
- 4e doigt ⇨ nerf médian, radial et ulnaire
- 5e doigt ⇨ nerf ulnaire

Remarques :
- L'association des 3 blocs est recommandé en cas d'incertitude sur les territoires concernés.
- Les blocs tronculaires seuls à l'avant-bras ne permettent pas la réalisation de la chirurgie du poignet.

9 · Walant = Wide Awake Local Anesthesia and No Tourniquet

Principe : anesthésie locale adrénalinée tumescente plan par plan du site opératoire

Bénéfices :

- Respect de la motricité ⇨ *testing* per-opératoire
- Absence de garrot pneumatique nécessaire grace au garrot chimique

Indication en chirurgie de la main

- Canal carpien
- Doigt à ressaut
- Kyste
- Maladie de Dupuytren avec aponévrotomie (non recommandé pour une aponévrectomie)
- Chirurgie osseuse d'un doigt avec bloc digital échoguidé

Même en chirurgie du pied pour Hallux valgus par exemple

Technique :

Infiltration **échoguidée** plan par plan

- Sous-cutanée
- sous les fascias
- dans les espaces péritendineux
- Autour des structures osseuses

En englobant largement la zone chirurgicale
Ne pas injecter dans les gaines tendineuses
Durée d'installation de la vasoconstriction **15-30 min**

Contre-indication :

- Artériopathie sévère
- Tabagisme sévère
- Syndrome de Raynaud
- Neuropathie diabétique sévère

Préparation solution 20 mL :

- Lidocaïne 10 mg/mL (1 %) + adrénaline **1/200 000 ⇨ 18 mL**
- Bicarbonate 8,4 % ⇨ **2 mL**
- Dose max 7 mg/kg de lidocaïne adrénalinée

Antidote de l'adrénaline :

- Phentolamine
- Infiltration de 1 mL pour 1 mL de solution adrénalinée
- Levée de vasoconstriction en 85 min en moyenne

9 · Infiltration WALANT (1) : nerf médian au canal carpien

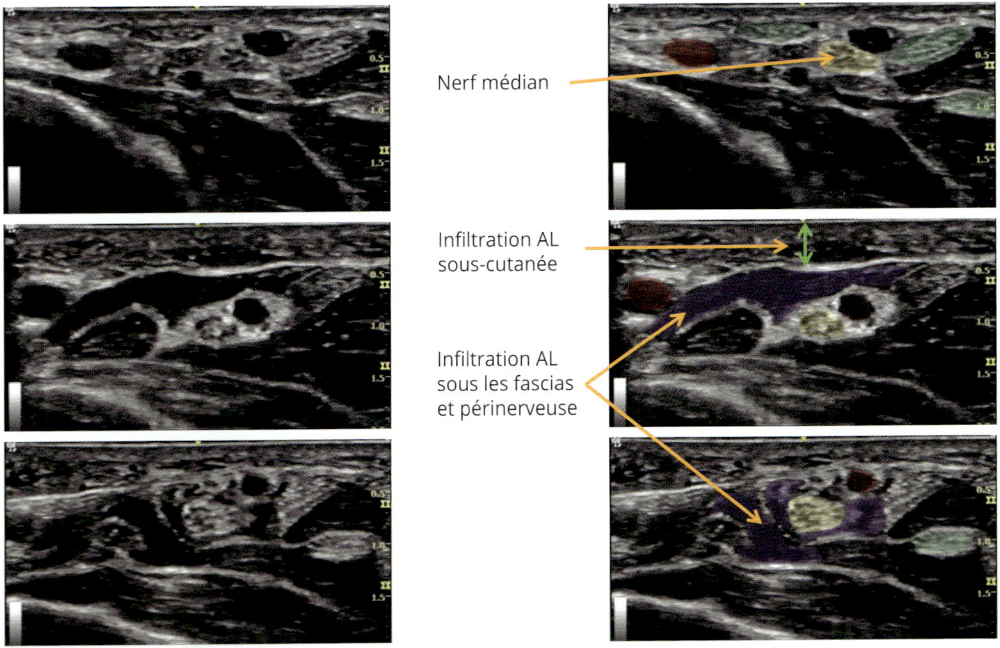

II 9 · Infiltration WALANT (2)

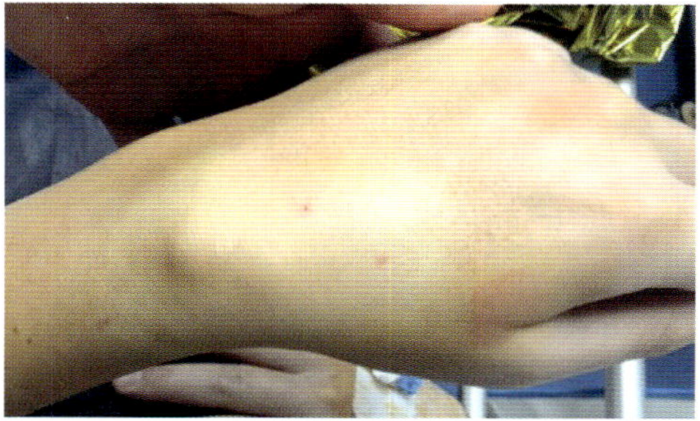

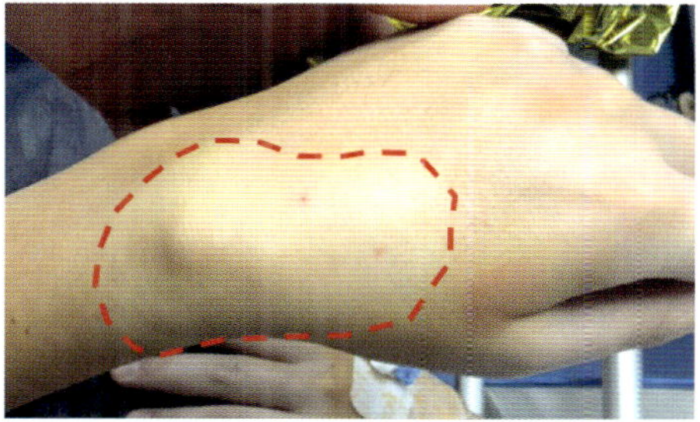

Zone anesthésiée
avec ischémie cutanée

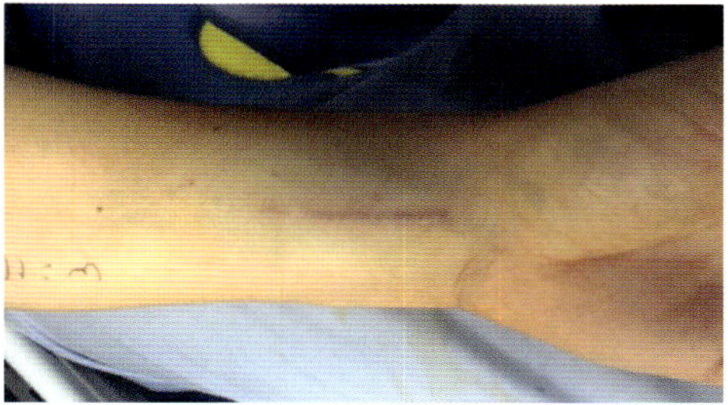

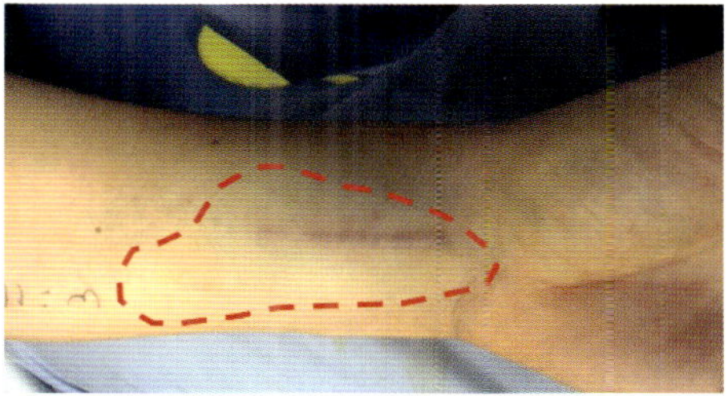

III

BLOCS ÉCHOGUIDÉS DU MEMBRE INFÉRIEUR

1 • SYSTÉMATISATION NERVEUSE DU MEMBRE INFÉRIEUR

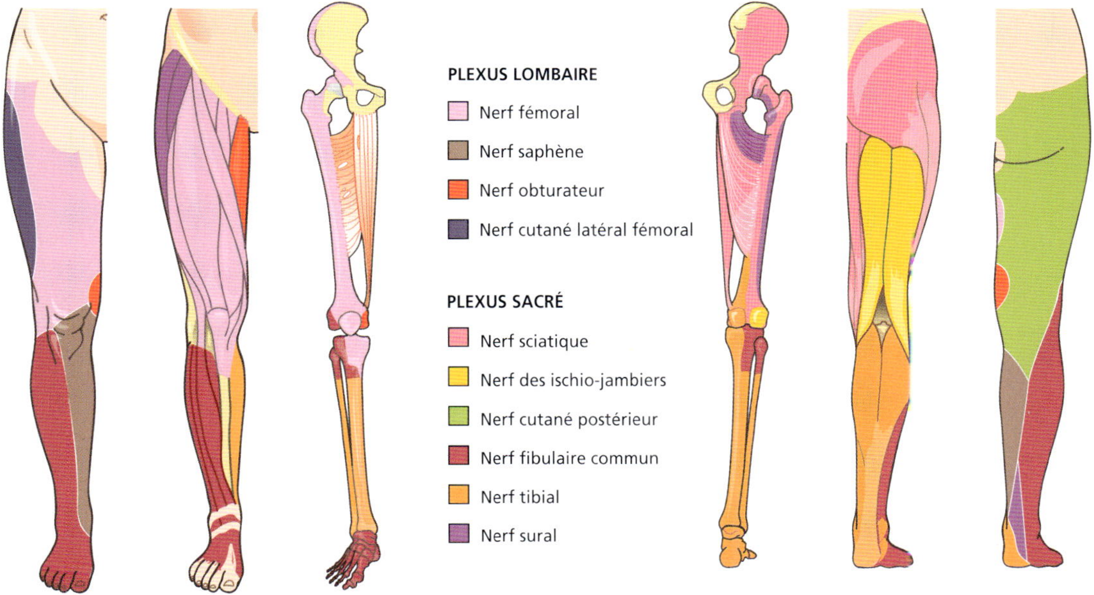

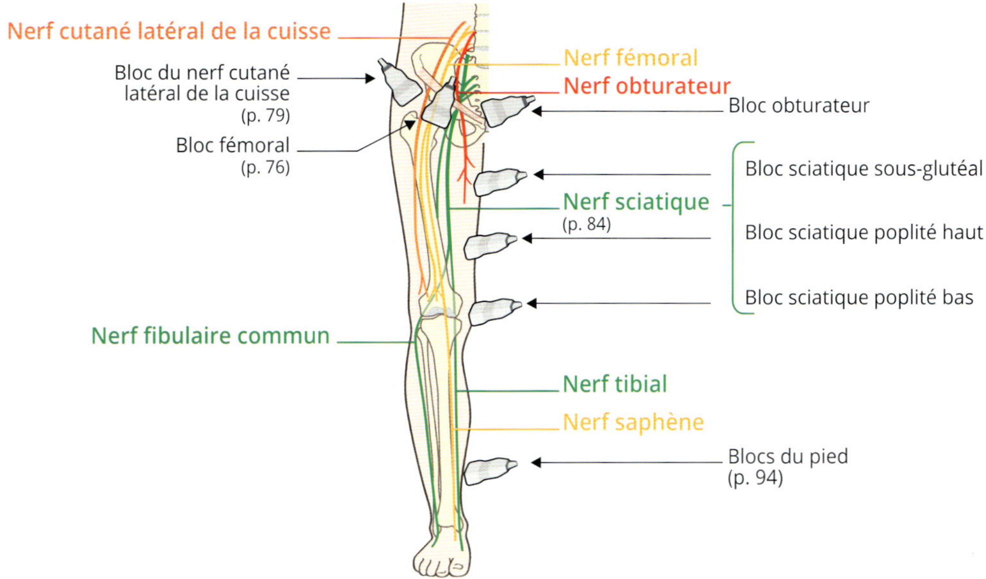

Nerf cutané latéral de la cuisse
Bloc du nerf cutané latéral de la cuisse (p. 79)
Bloc fémoral (p. 76)
Nerf fémoral
Nerf obturateur
Bloc obturateur
Bloc sciatique sous-glutéal
Nerf sciatique (p. 84)
Bloc sciatique poplité haut
Bloc sciatique poplité bas
Nerf fibulaire commun
Nerf tibial
Nerf saphène
Blocs du pied (p. 94)

2 • RECOMMANDATIONS POUR LES BLOCS PLEXIQUES DU MEMBRE INFERIEUR

(D'après RFE ALR périnerveuse SFAR 2016)

Double innervation de la hanche, du fémur, du genou et de la cheville : nécessité d'un bloc combiné lombaire et sciatique ou association AG + ALR

TYPE DE CHIRURGIE	BLOC RECOMMANDÉ	BLOC DE COMPLÉMENT
Prothèse totale de hanche	Bloc fémoral Bloc ilio-fascial ou bloc du nerf cutané latéral	Bloc sciatique
Fracture du col du fémur, fracture pertrochantérienne	Bloc fémoral + bloc du nerf cutané latéral	
Chirurgie de la cuisse et du fémur	Bloc fémoral et /ou sciatique	
Chirurgie du genou	Bloc fémoral ou saphène et sciatique	Bloc obturateur
Chirurgie méniscale (arthroscopie)	Bloc fémoral ou saphène ± sciatique	Bloc obturateur
Chirurgie de la jambe et de la cheville	• Face médiale : bloc fémoral ou saphène • Face latérale et postérieure : bloc sciatique	
Chirurgie du pied	Bloc sciatique Blocs tronculaires du pied (*cf.* Blocs du pied)	Bloc du nerf saphène si territoire chirurgical déborde le territoire du bloc sciatique (face postéromédiale)

Le bloc lombaire postérieur étant de réalisation plus délicate, celui-ci a volontairement été écarté de cet ouvrage simple et pratique destiné aux « débutants ».

III 2 • BLOC DU NERF FÉMORAL

- Aiguille de 50 mm au minimum, 80 mm chez l'obèse
- Indications : chirurgie du fémur, du genou et de la face médiale de la jambe
- Injection sous le nerf pour une meilleure efficacité

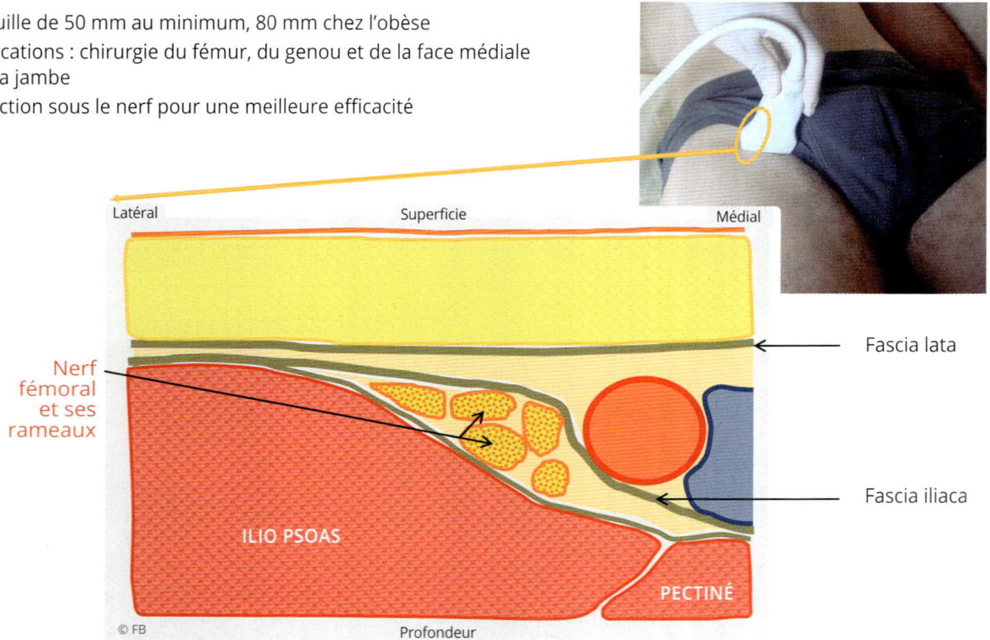

III 3 · Bloc du nerf fémoral (1)

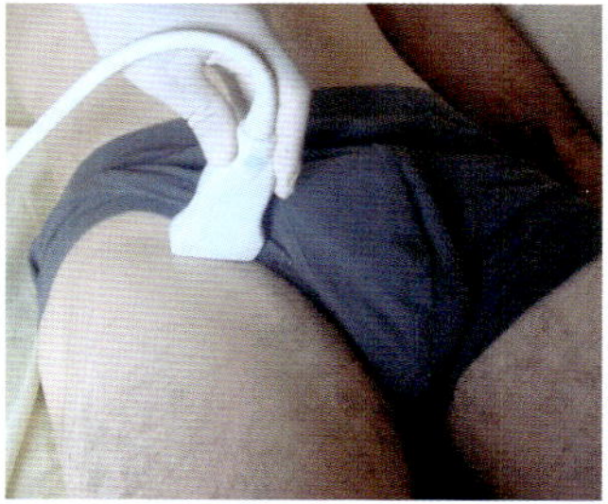

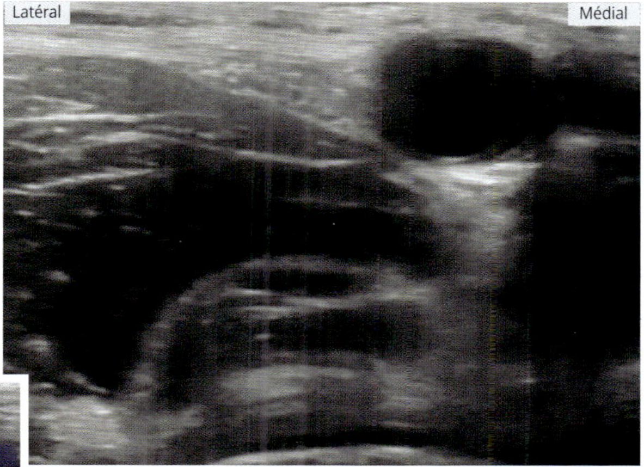

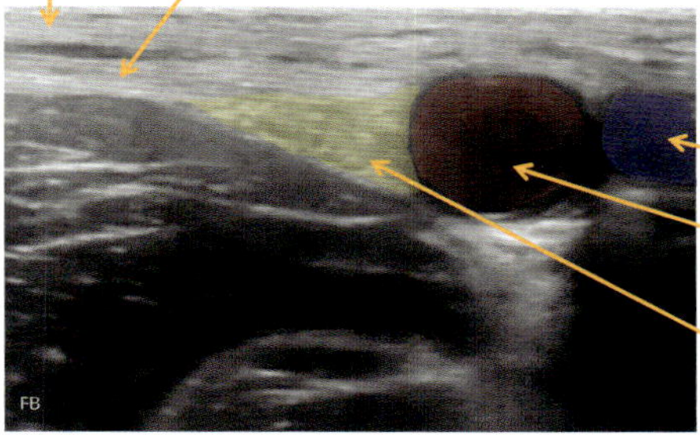

3 • Bloc du nerf fémoral (2)

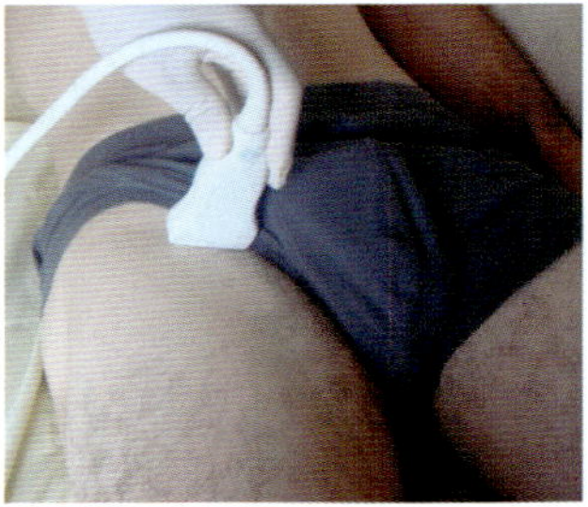

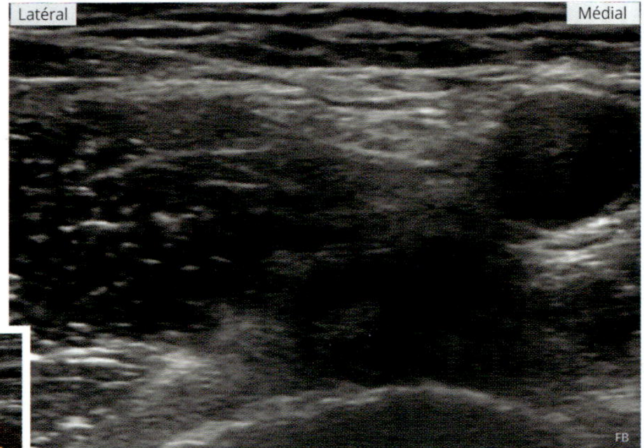

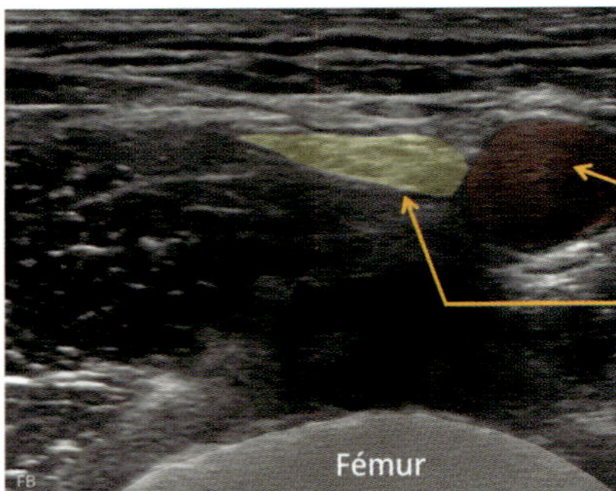

III 4 • BLOC DU NERF CUTANÉ LATÉRAL DE CUISSE - Sonoanatomie de la région inguinale

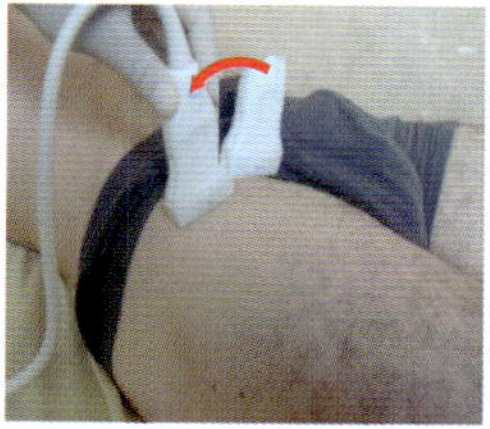

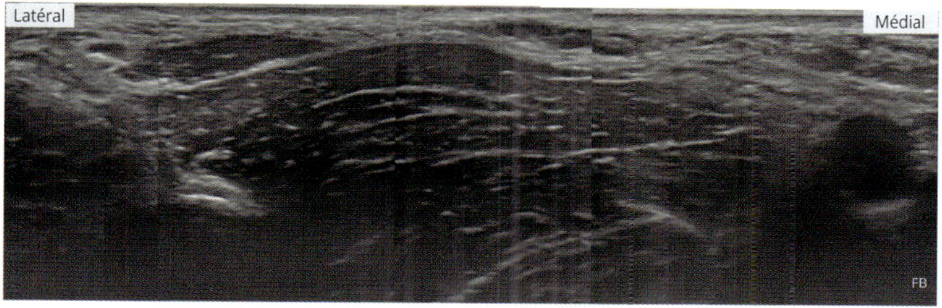

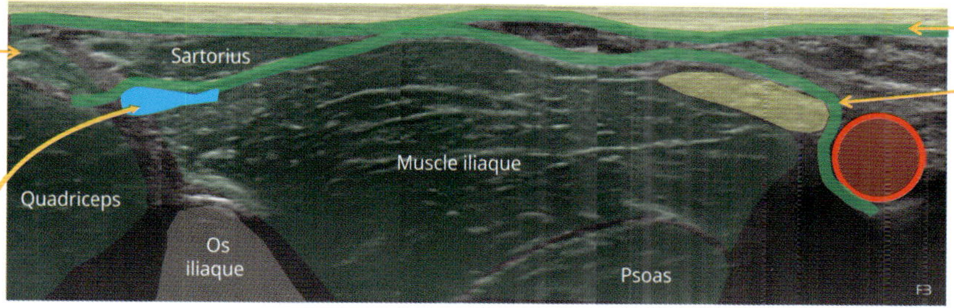

Nerf cutané latéral de cuisse
Passe entre le tenseur du fascia lata et le muscle sartorius et chemine sous le fascia iliaca
Zone d'infiltration = sous le fascia iliaca

4 • Bloc du nerf cutané latéral de cuisse

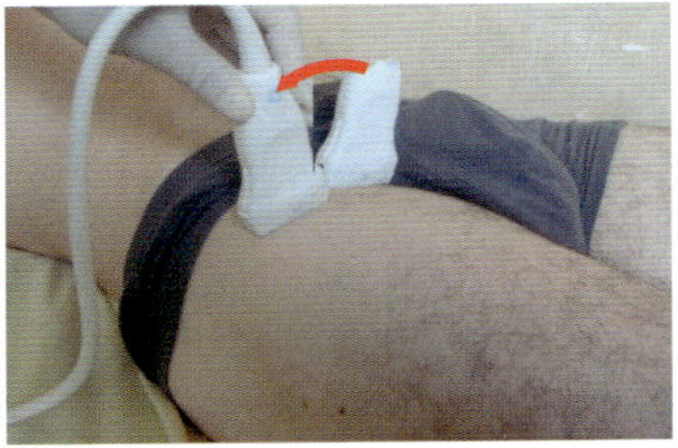

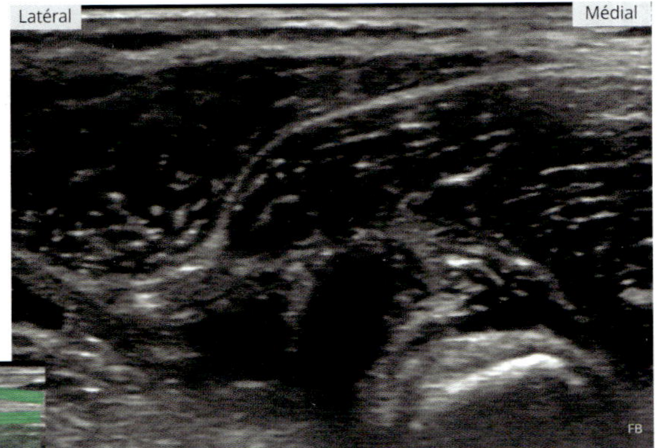

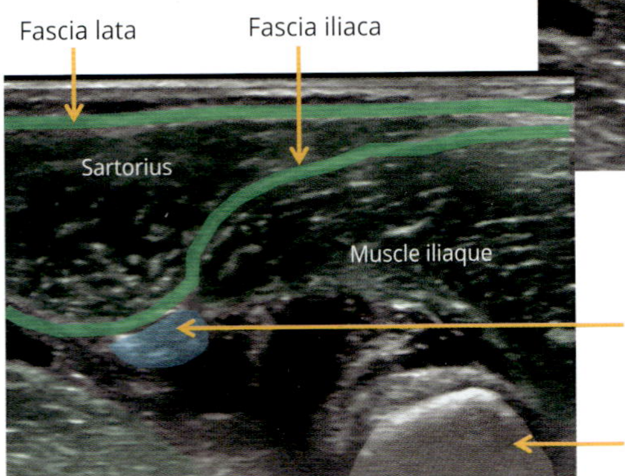

III 5 • BLOC DU NERF SAPHÈNE

- Indication : analgésie face médiale de la jambe
- Technique : repérage préalable de l'artère fémorale superficielle à la face interne de la cuisse. Le nerf saphène n'est pas visualisé dans la plupart des cas
- Infiltration des anesthésiques locaux autour de l'artère

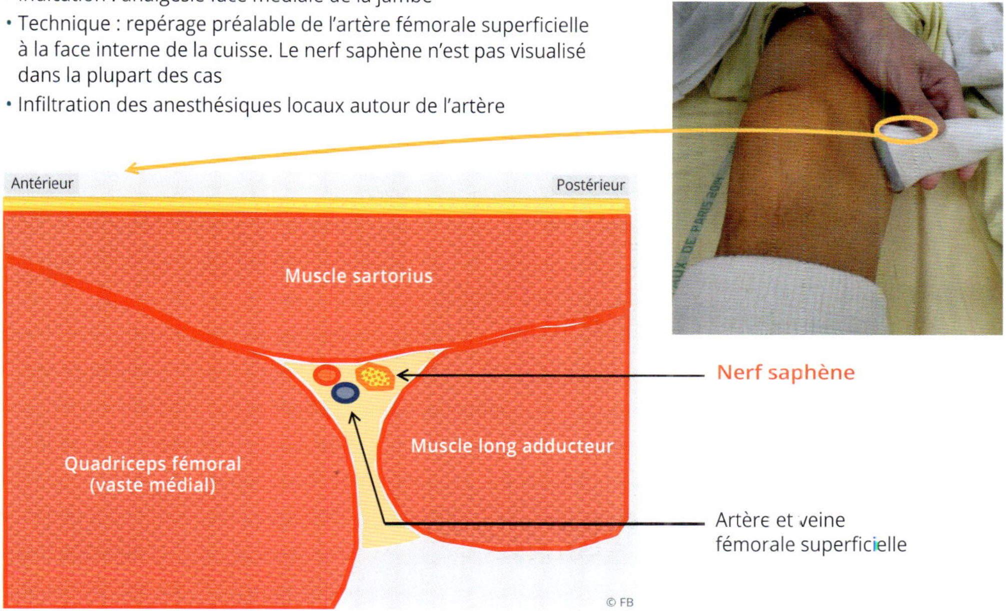

5 • Bloc du nerf saphène droit (1)

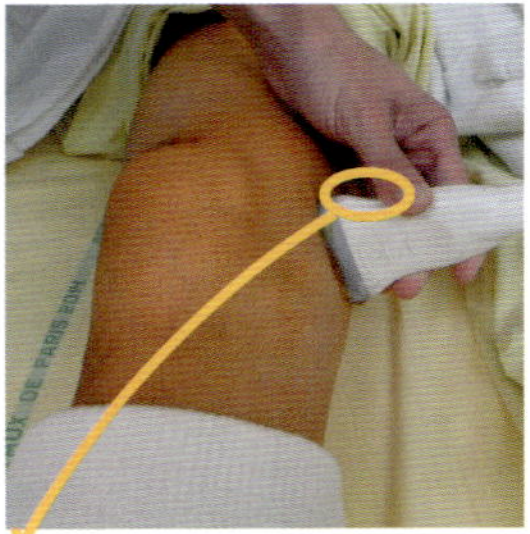

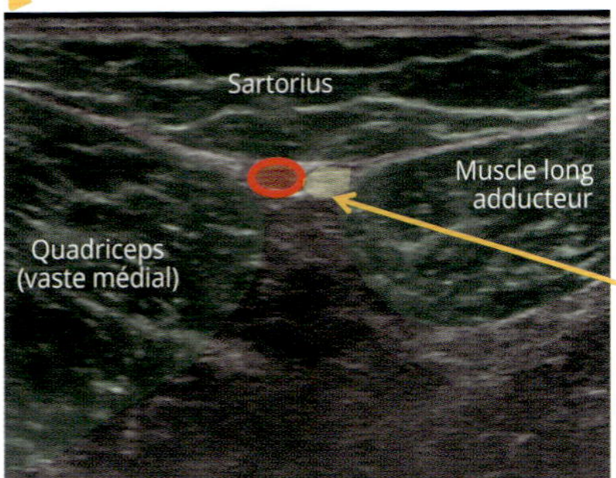

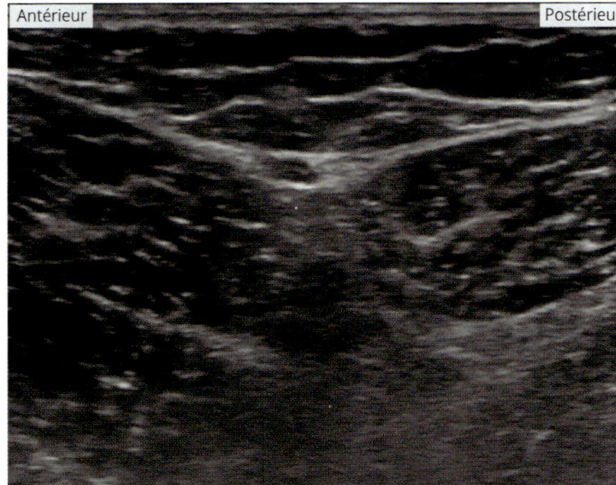

Nerf saphène
Parfois non visualisé, il est situé sous le muscle sartorius et entre les muscles quadriceps (vaste médial) et long adducteur

III 5 · Bloc du nerf saphène droit (2)

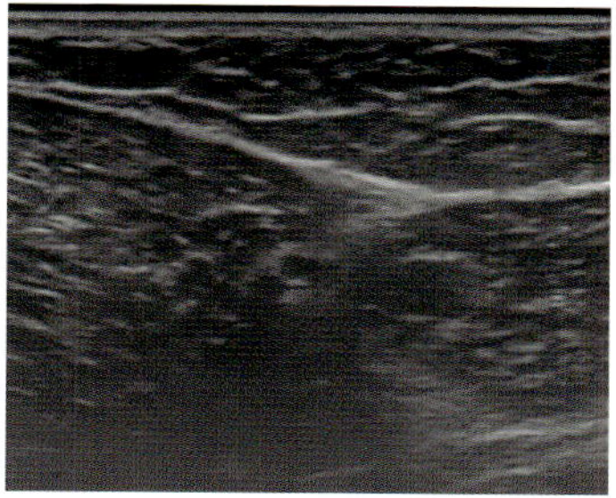

Mode 2 dimensions

Mode couleur

Le nerf saphène n'est pas toujours visualisé, le repérage de l'artère fémorale superficielle permet de faciliter sa localisation

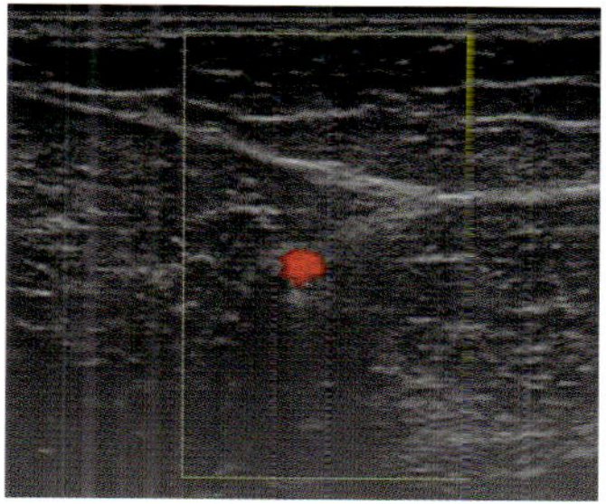

Mode couleur : artère fémorale superficielle pulsatile

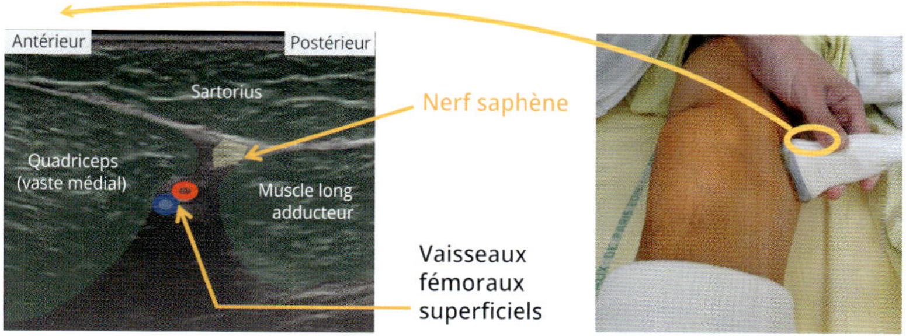

6 • BLOC DU NERF SCIATIQUE
Nerf sciatique : sous-glutéal

- Aiguille de 100 mm
- Indications : - associé au bloc fémoral en cas de chirurgie du genou et de la jambe
  - seul pour la chirurgie du pied

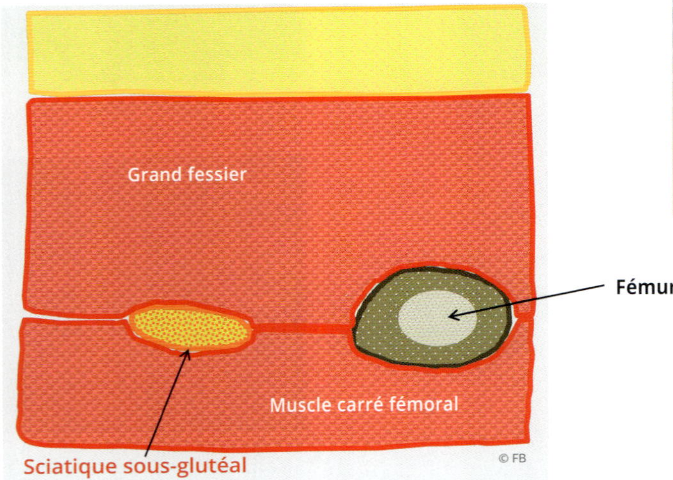

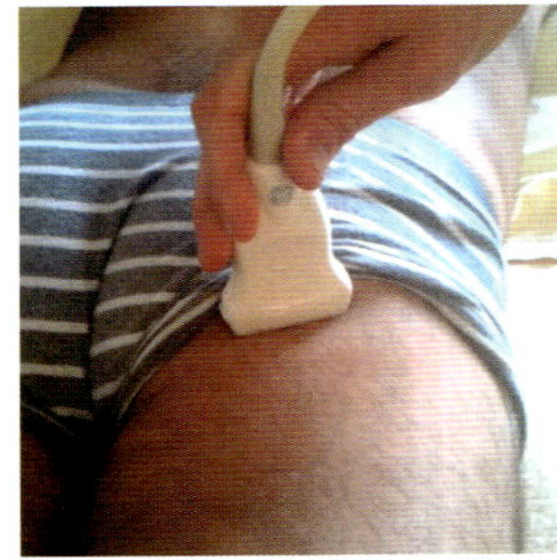

6 • Nerf sciatique : fosse poplitée

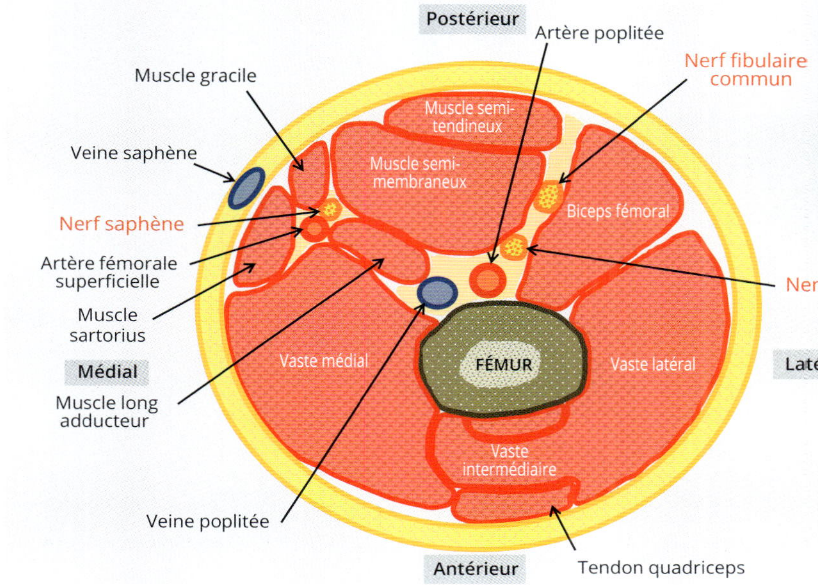

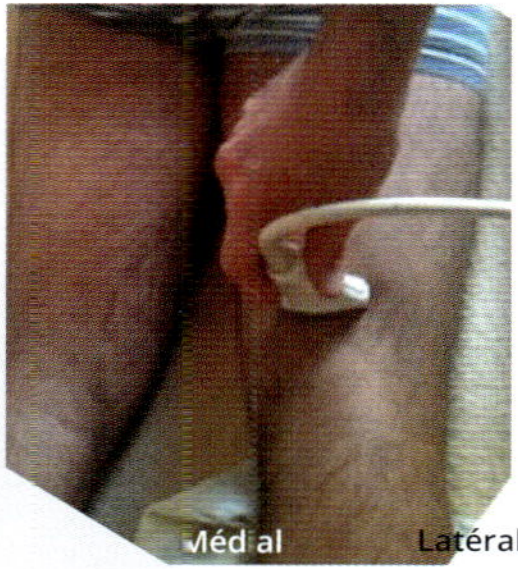

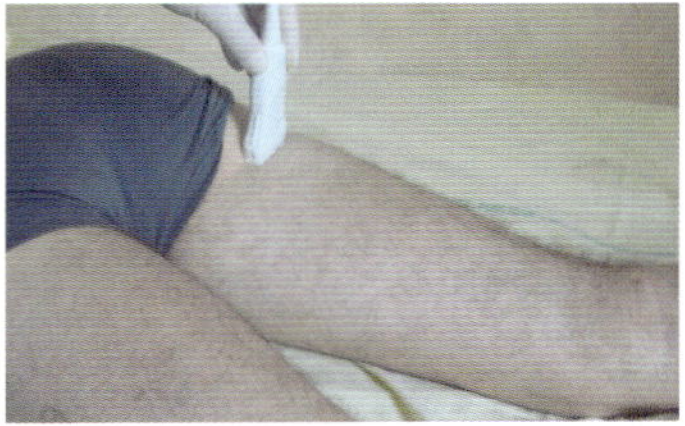

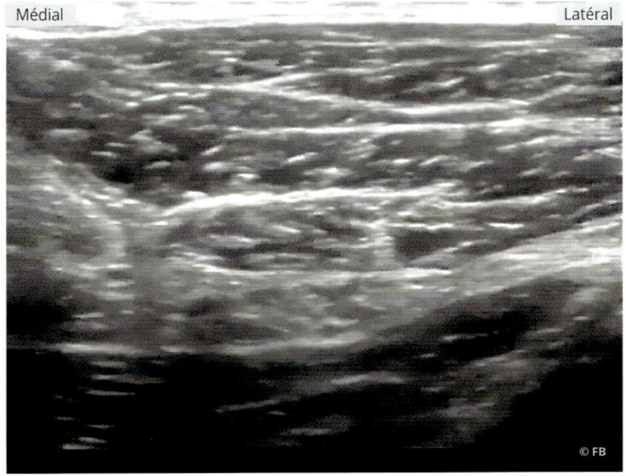
Médial
Latéral
© FB

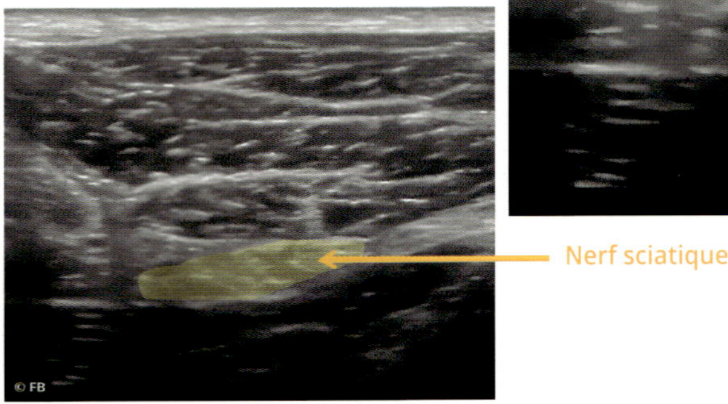
© FB
Nerf sciatique

6 • 1er cas : nerf sciatique au niveau du tiers supérieur de la cuisse

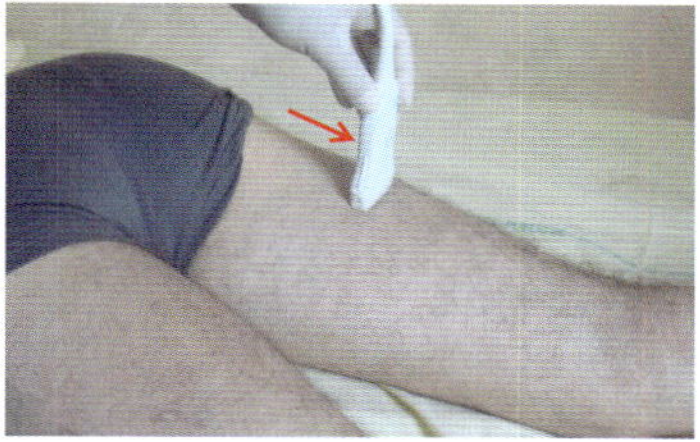

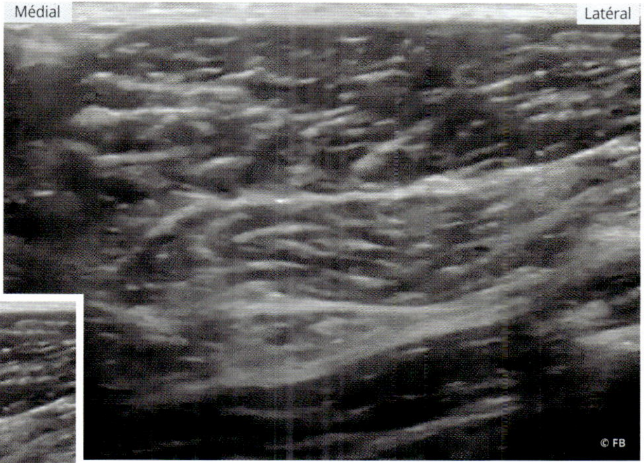

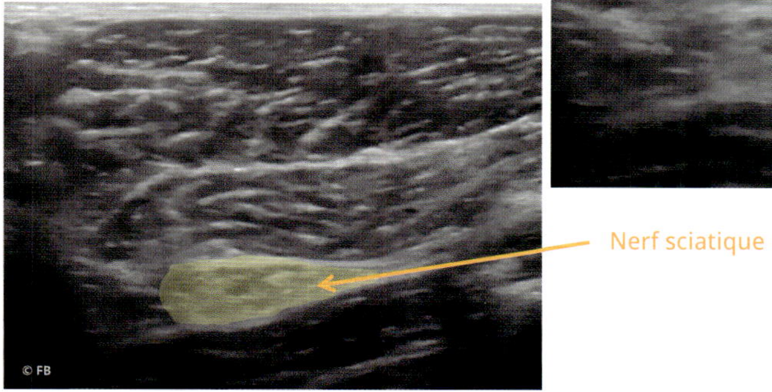

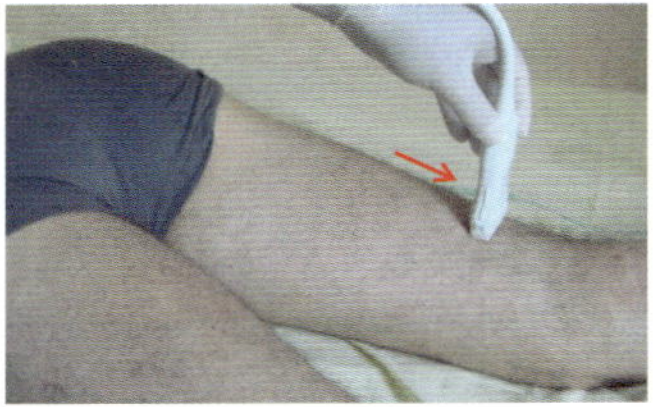

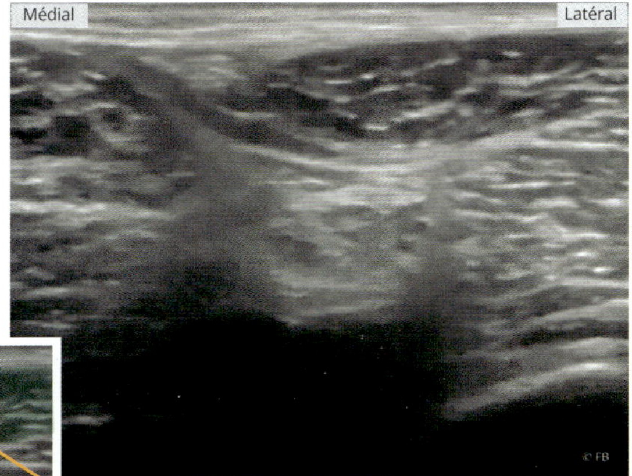
Médial
Latéral
© FB

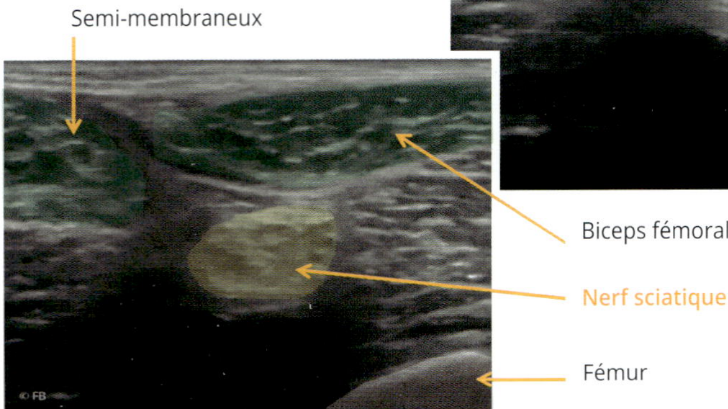
Semi-membraneux
Biceps fémoral
Nerf sciatique
Fémur
© FB

III 6 • 1er cas : nerf sciatique au niveau de la division

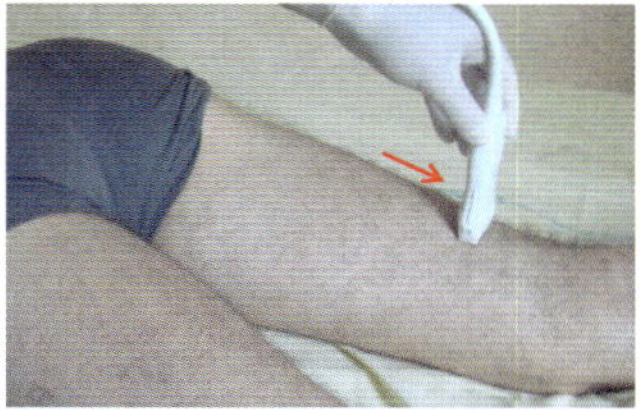

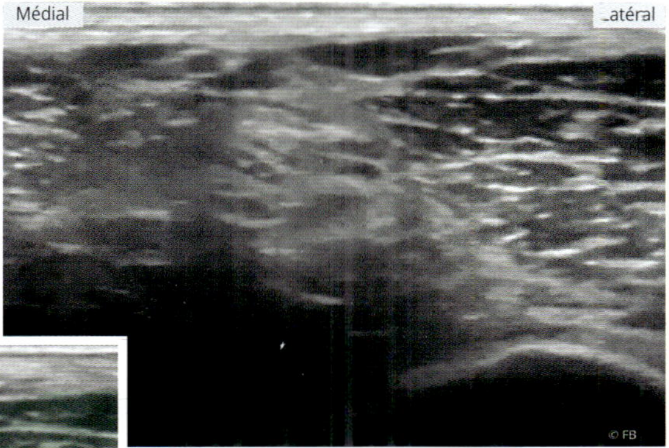

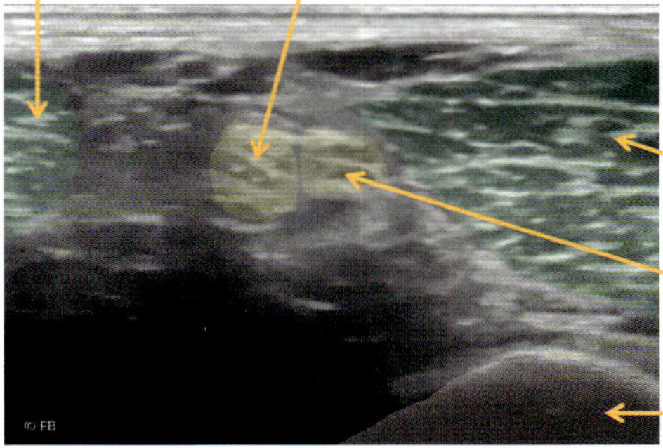

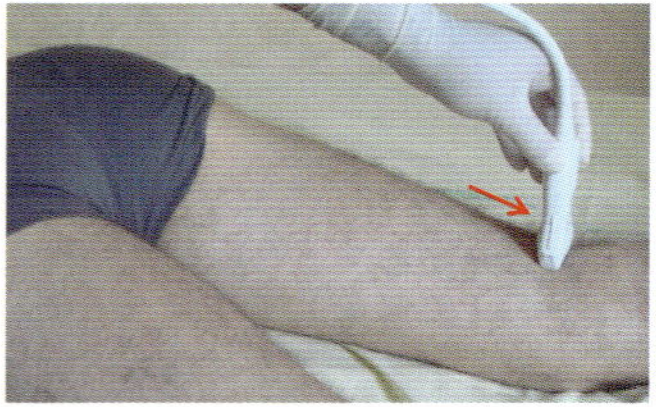

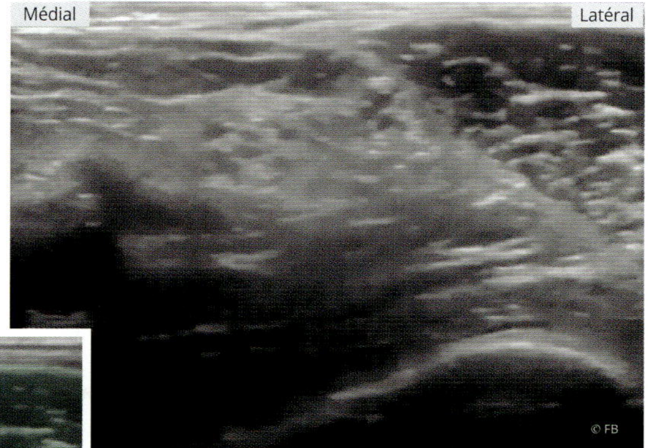
Médial
Latéral
© FB

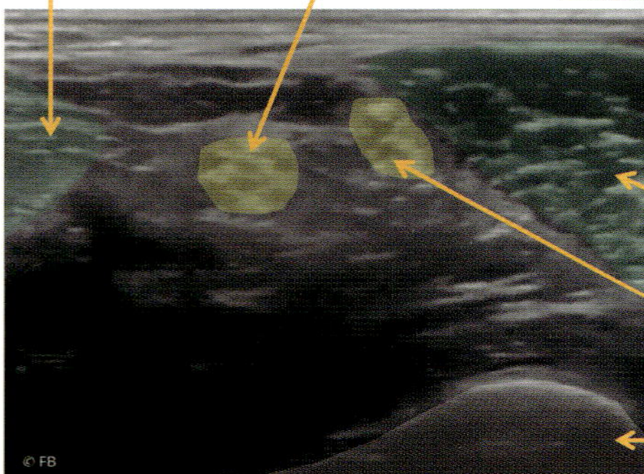
Semi-membraneux
Nerf tibial
Biceps fémoral
Nerf fibulaire commun
Fémur
© FB

III 6 • 2e cas : nerf sciatique au niveau du tiers moyen de la cuisse

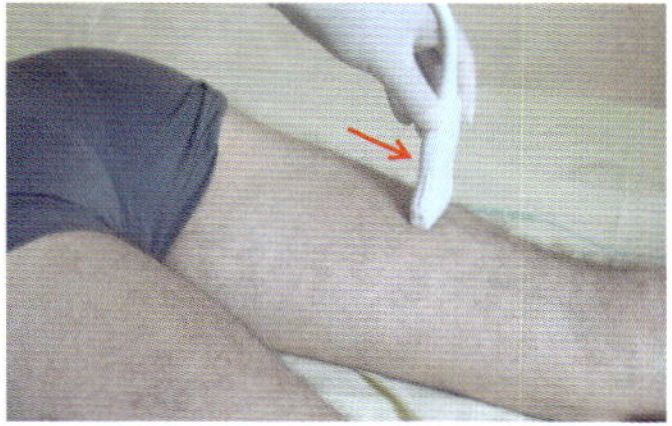

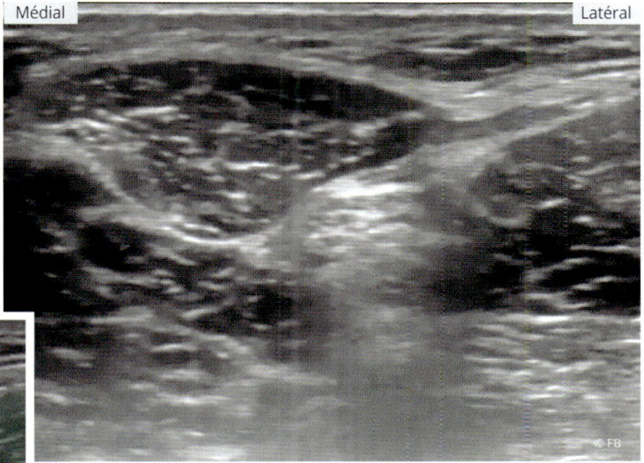

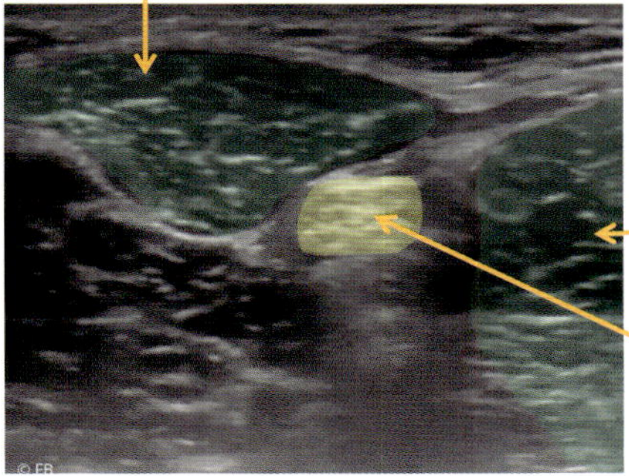

6 • 2e cas : nerf sciatique au niveau de la division

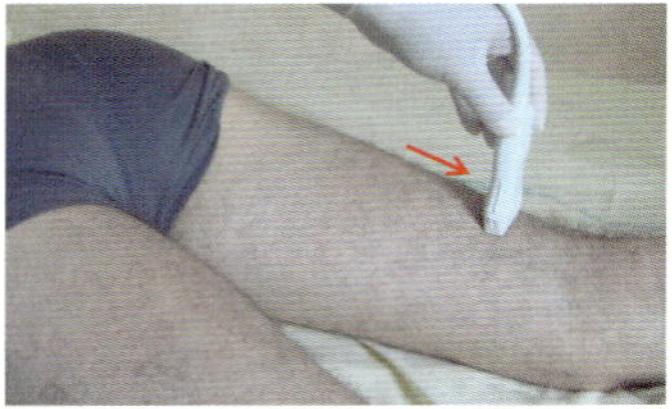

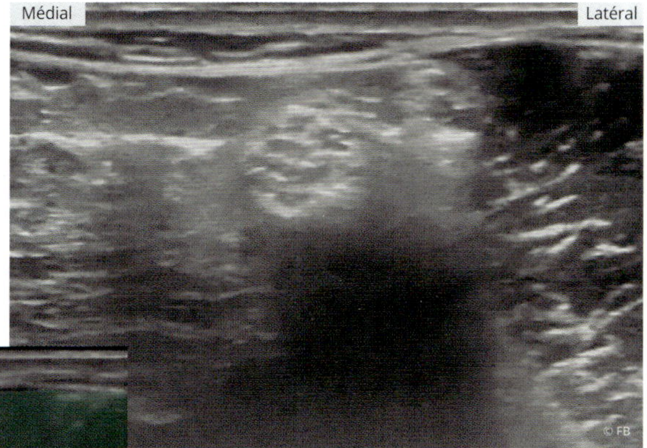

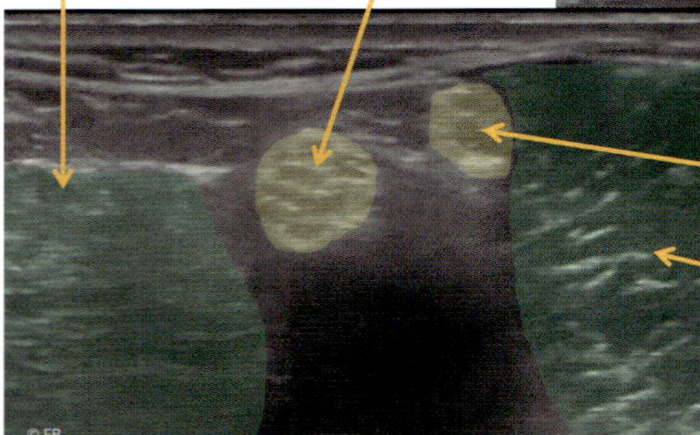

III 6 • 2^{e} cas : nerf sciatique au niveau du genou

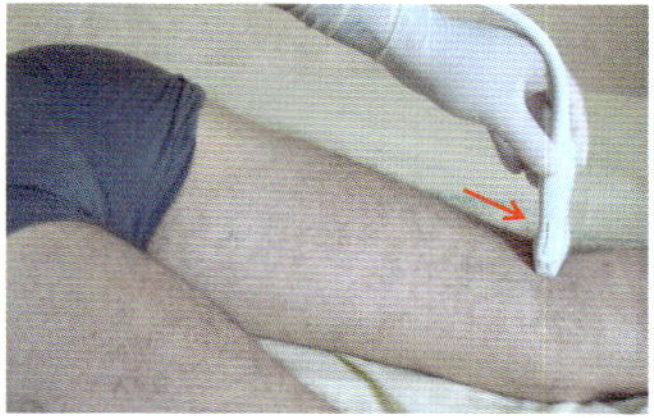

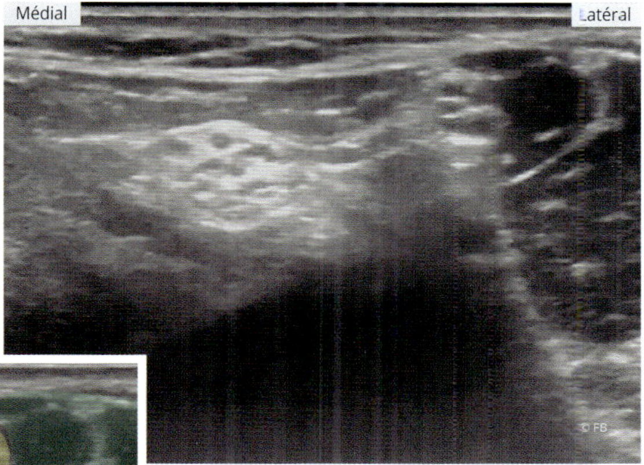

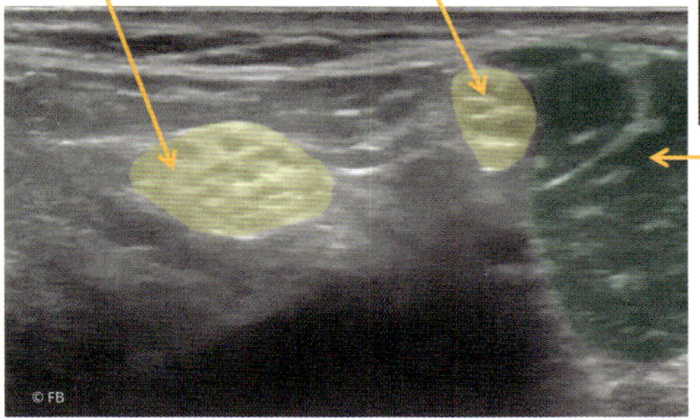

7 • BLOCS DU PIED

L'innervation sensitive du pied est assurée par 5 nerfs :

- 4 issus du nerf sciatique : fibulaire superficiel, fibulaire profond, sural et tibial.
- et le nerf saphène dont l'innervation sensitive s'arrête habituellement à la malléole interne mais s'étend parfois à la face interne du pied jusqu'à l'hallux.

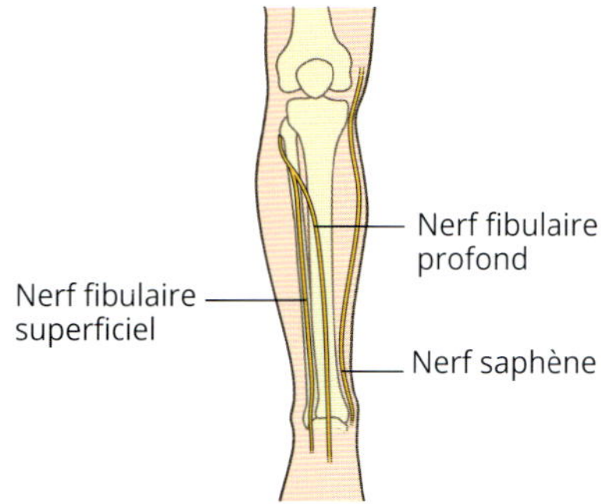

Vue antérieure

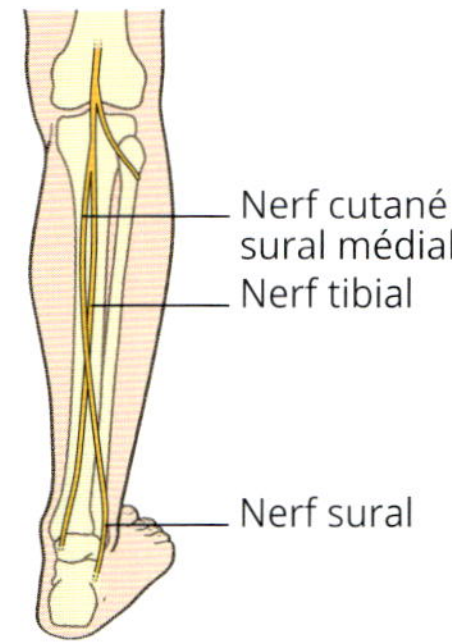

Vue postérieure

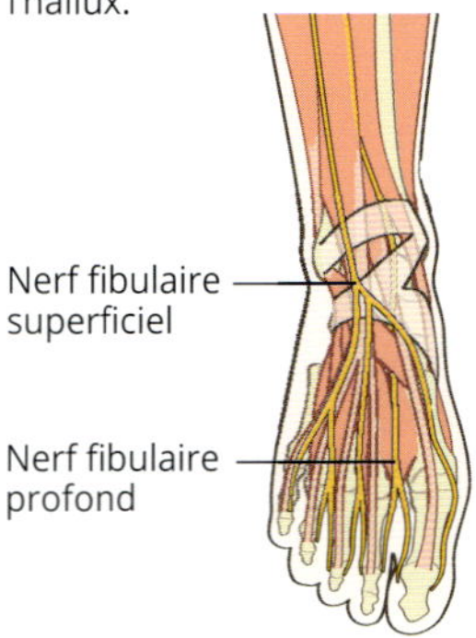

Face dorsale

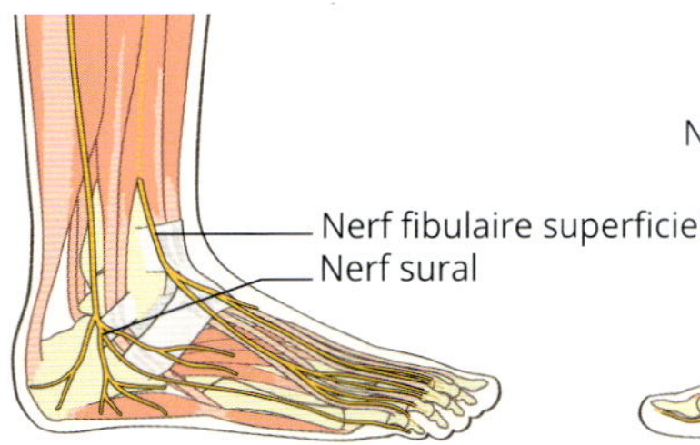

Face postérolatérale

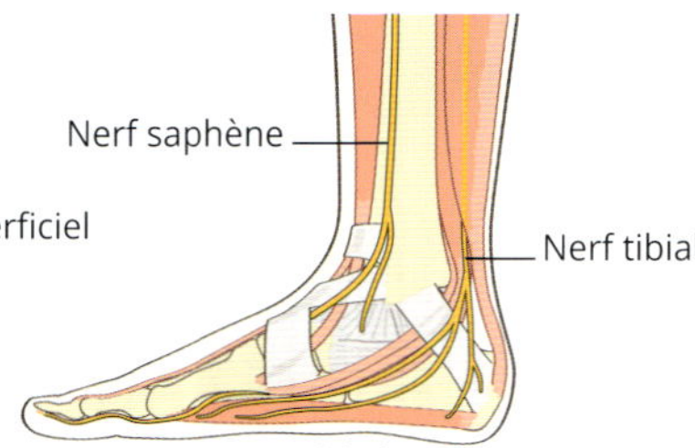

Face médiale

III 7 • Anatomie nerveuse du pied

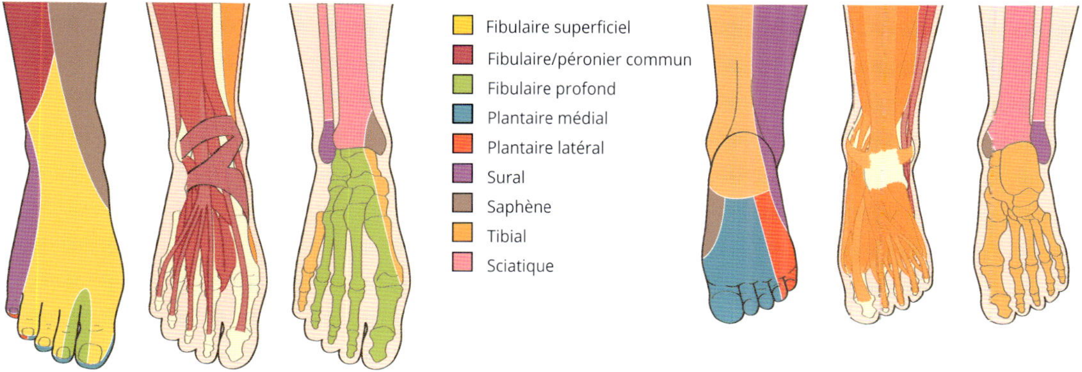

7 • Blocs du pied

Il est nécessaire de connaître le type de chirurgie et la position du garrot

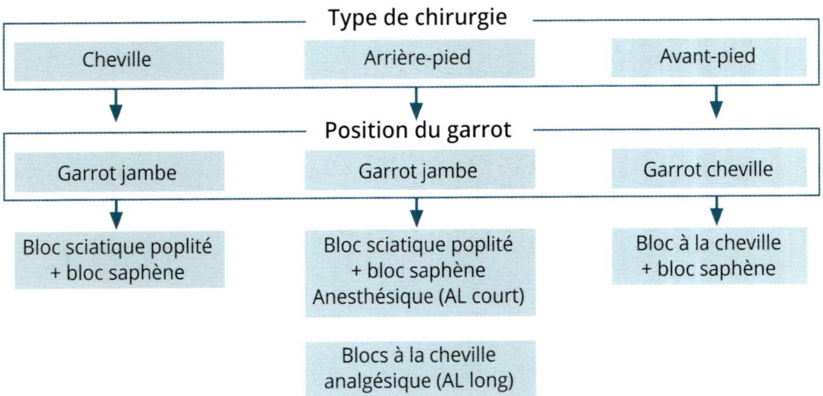

Si le garrot est positionné à la **cuisse** ⇨ Bloc sciatique sous-glutéal et bloc fémoral

Le garrot à la cheville est parfaitement toléré sans anesthésie

7 • Nerf tibial (1)

Innervation sensitive :

- cutanée ⇨ face plantaire du pied du talon et de la plante du pied
- osseux et musculaire ⇨ face plantaire du pied

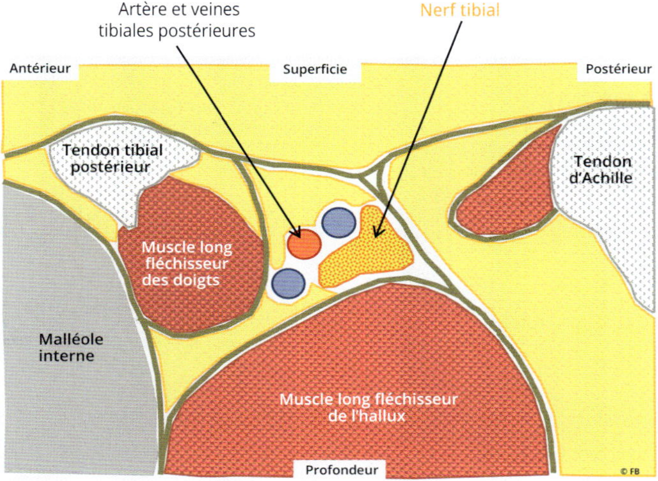

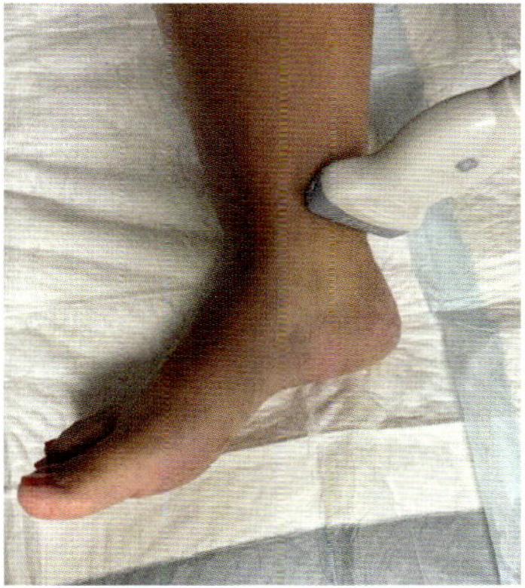

Le nerf tibial donne 3 branches terminales :

- branche calcanéenne
- nerf plantaire médial
- nerf plantaire latéral

III 7 • Nerf tibial (2)

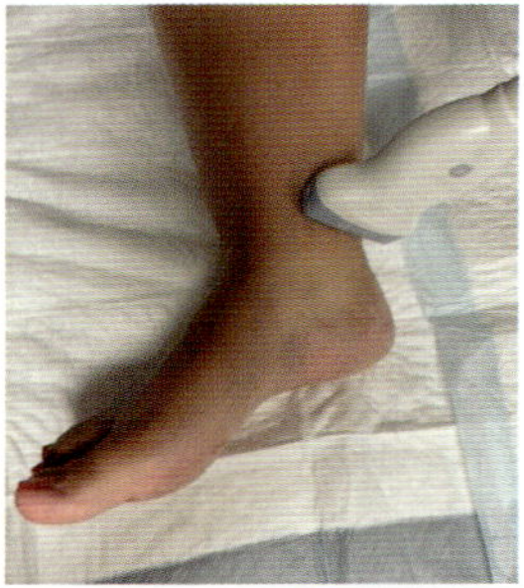

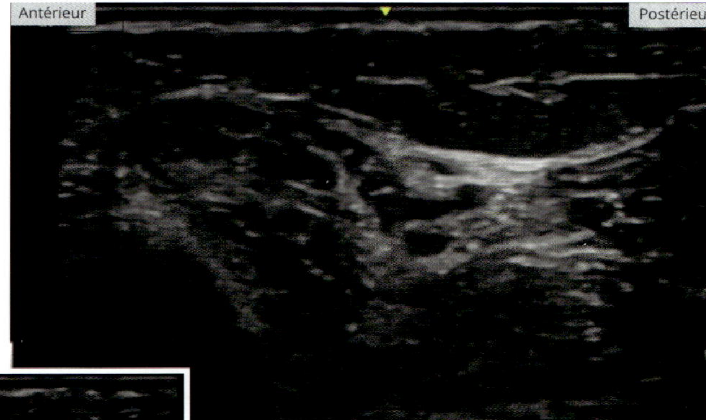

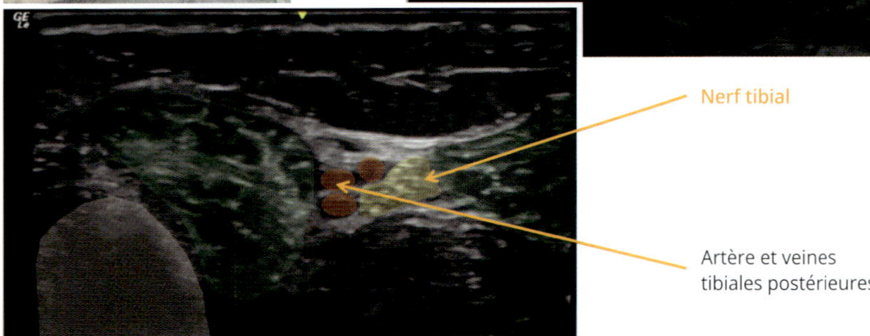

7 • Nerf fibulaire superficiel (1)

Le nerf fibulaire superficiel est issu du plexus sacral.

Innervation sensitive :

- cutanée ⇨ dos du pied et malléole latérale
- osseux = 0

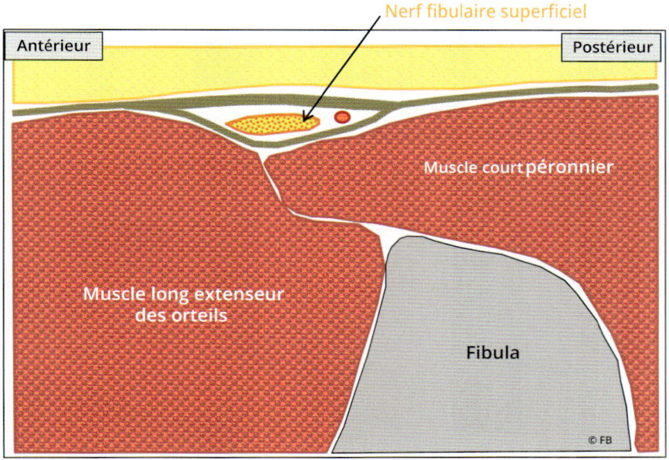

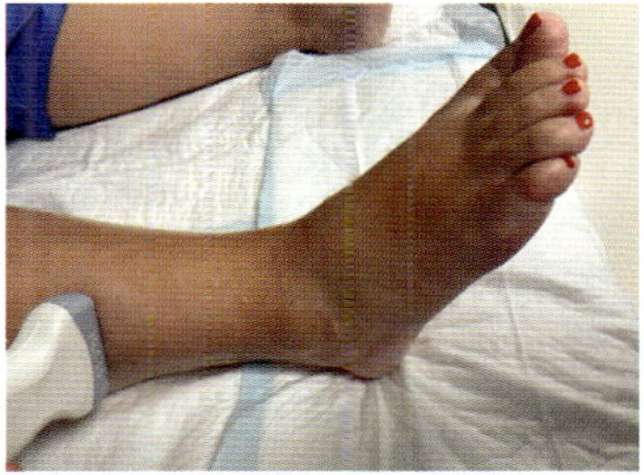

III 7 • Nerf fibulaire superficiel (2)

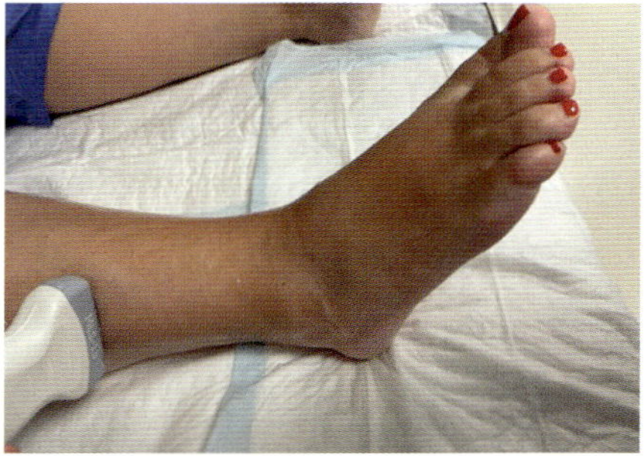

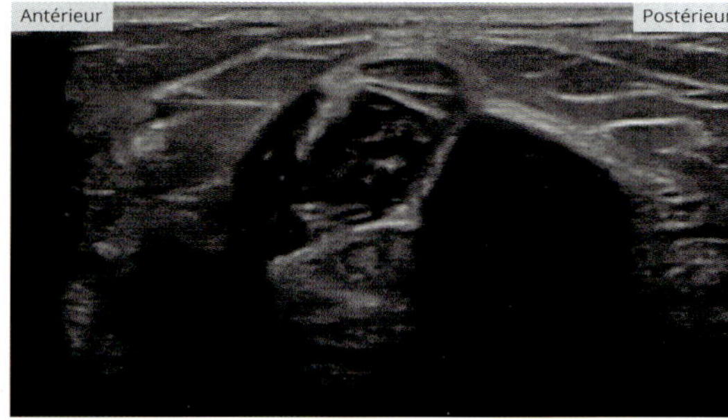

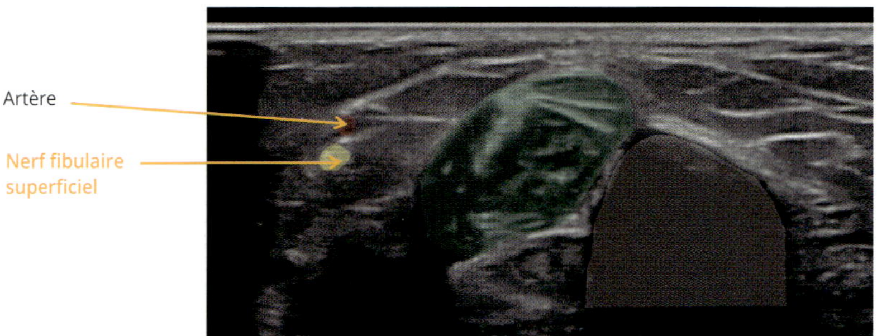

7 • Nerf fibulaire profond (1)

Le nerf fibulaire profond peut se positionner d'un côté ou de l'autre de l'artère.
L'artère est généralement accompagnée d'une ou 2 veines.

Innervation sensitive :

- des plans profonds osseux et musculaires de la face dorsale du pied
- cutanée de la moitié latérale de l'hallux et moitié médiale du 2e orteil

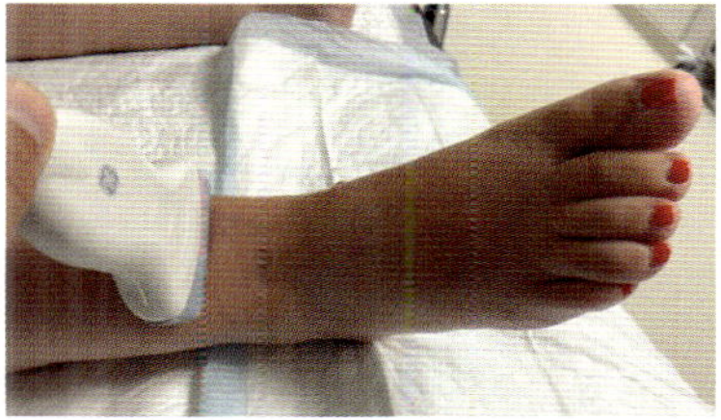

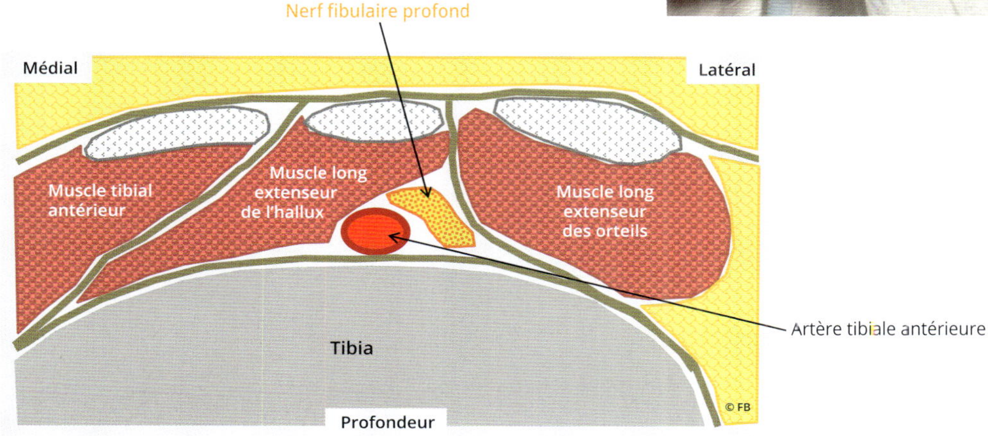

7 • Nerf fibulaire profond (2)

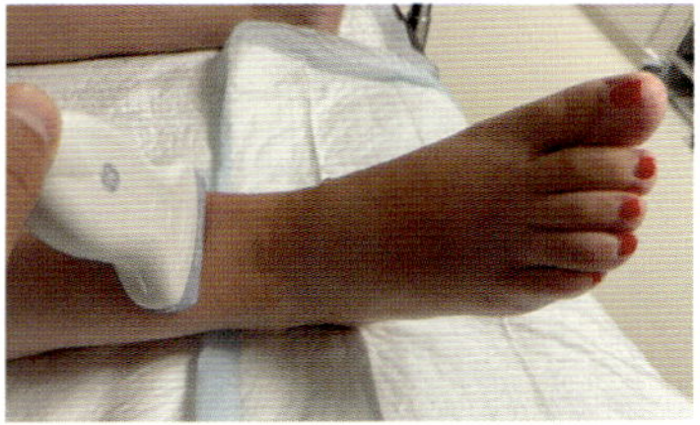

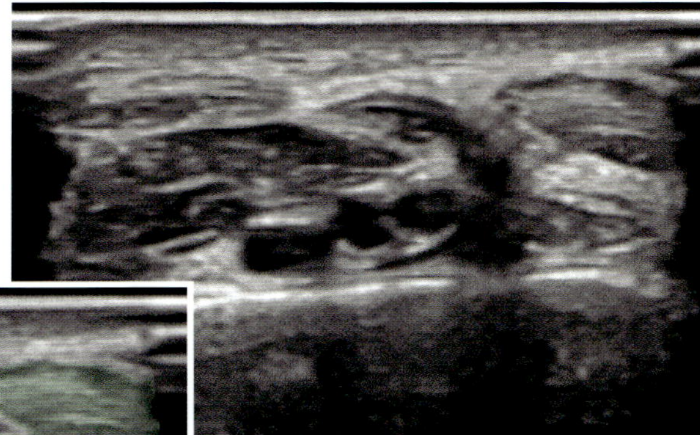

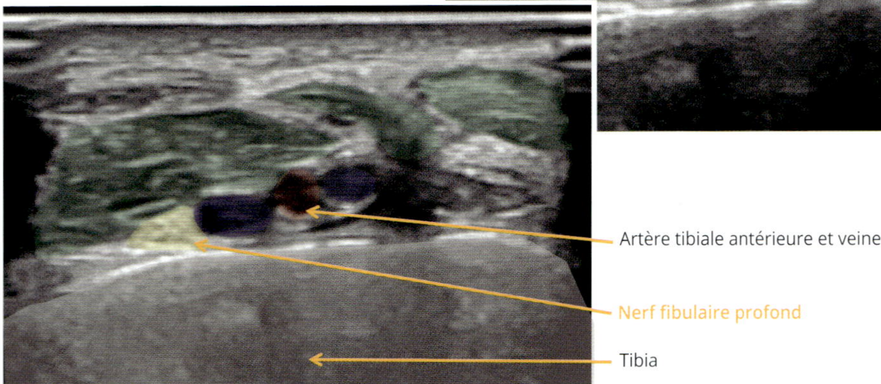

7 • Nerf sural (1)

Issu de la fusion de la branche collatérale surale du nerf tibial et du fibulaire commun

Innervation uniquement sensitive de la portion latérale du talon et du pied

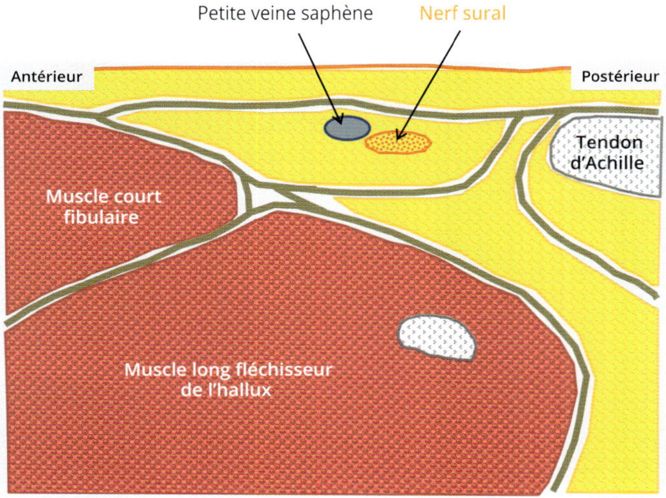

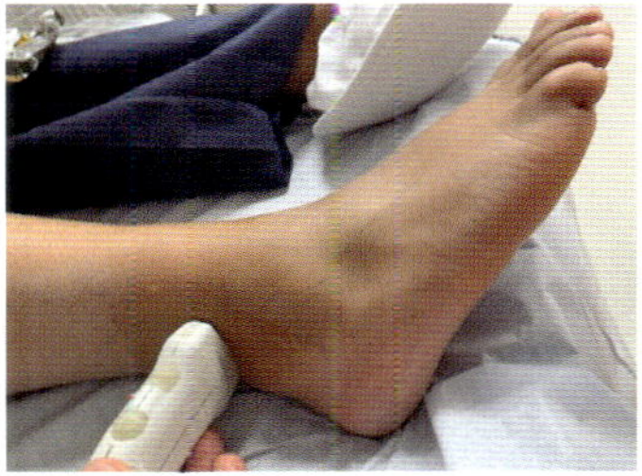

7 • Nerf sural (2)

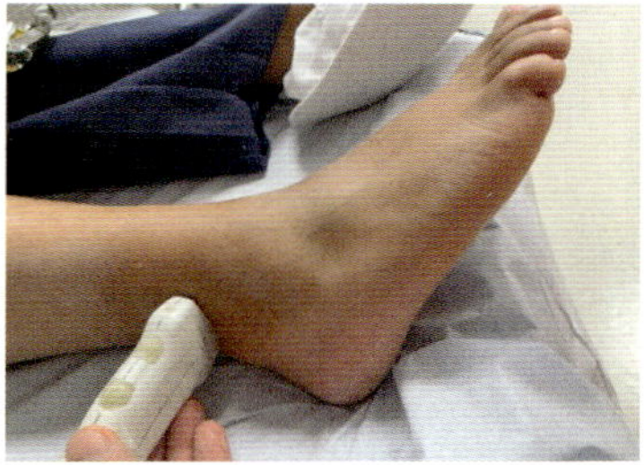

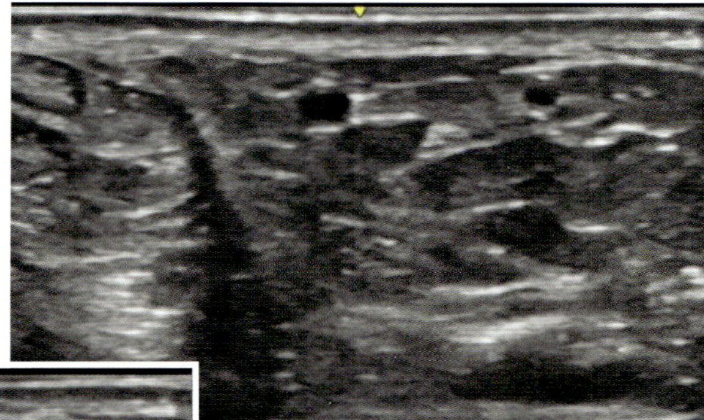

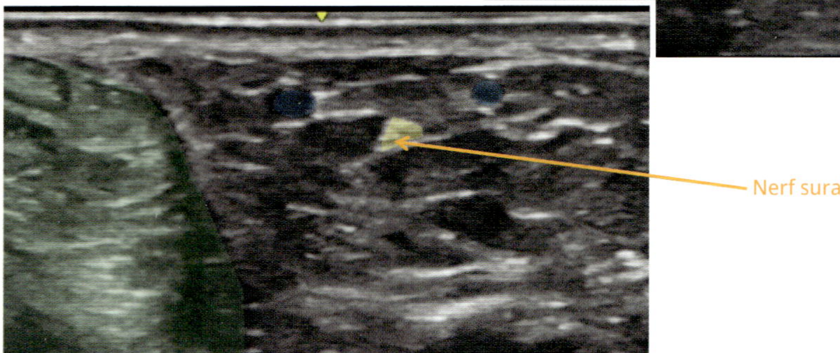

III 7 • Nerf saphène (1)

Le repérage de la veine saphène permet d'identifier le nerf saphène qui suit la veine le long de la jambe.

Innervation sensitive :

- face médiale de la jambe jusqu'à la maléole interne
- rarement bord médial du pied (et plus rare jusqu'à l'hallux)

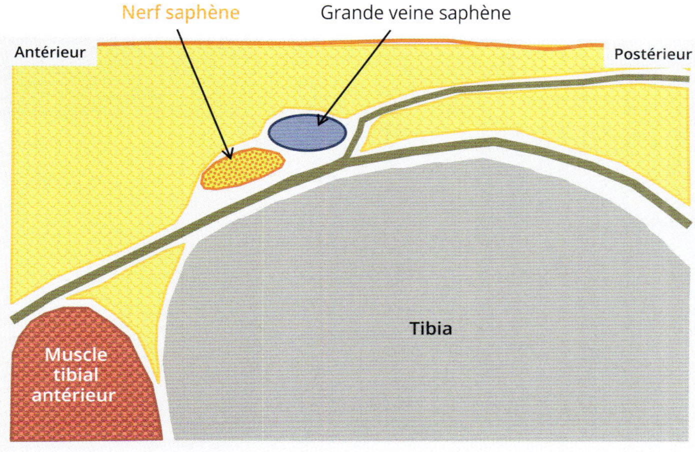

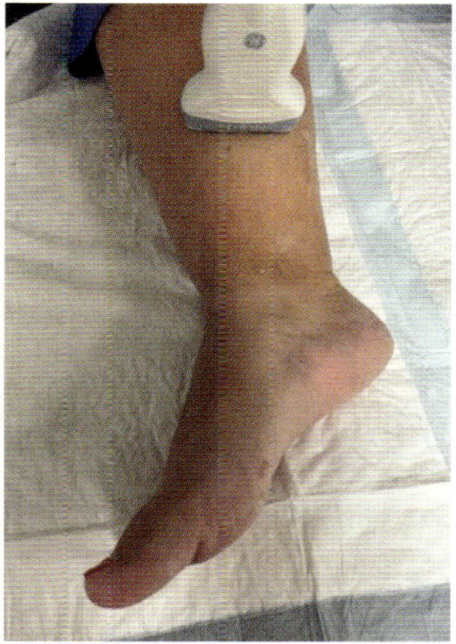

7 • Nerf saphène (2)

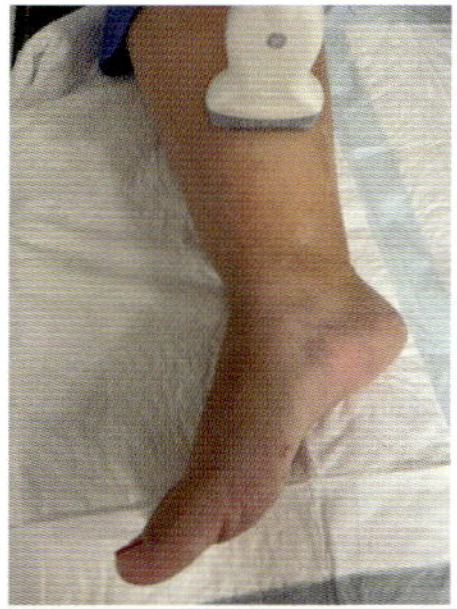

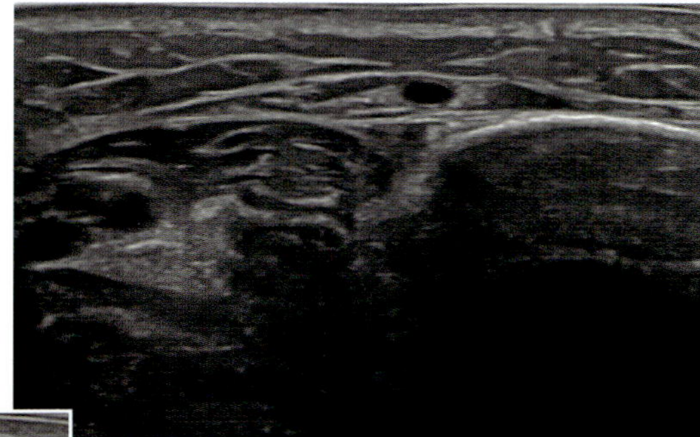

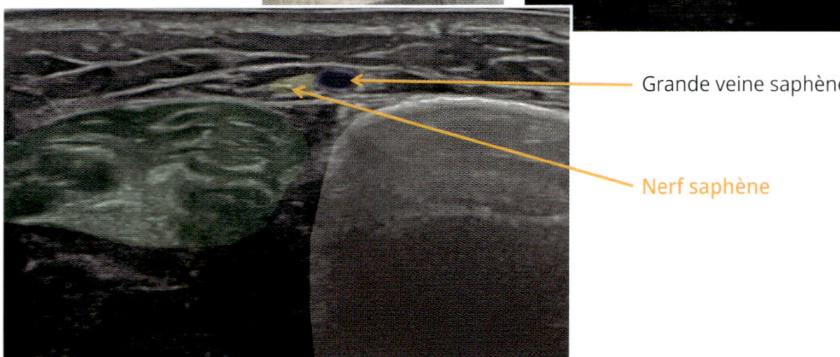

IV

BLOCS DU TRONC

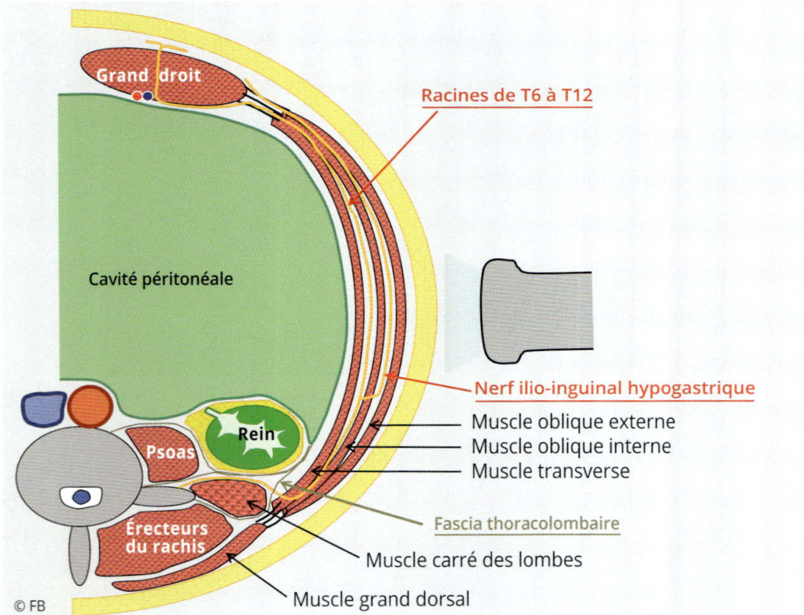
Grand droit
Racines de T6 à T12
Cavité péritonéale
Nerf ilio-inguinal hypogastrique
Muscle oblique externe
Muscle oblique interne
Muscle transverse
Rein
Psoas
Fascia thoracolombaire
Érecteurs du rachis
Muscle carré des lombes
Muscle grand dorsal
© FB

1 · TAP BLOC ET BLOC DES GRANDS DROITS - Sonoanatomie de la paroi abdominale

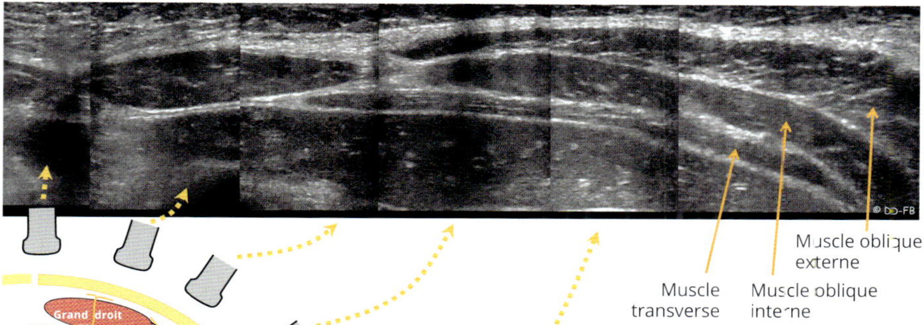

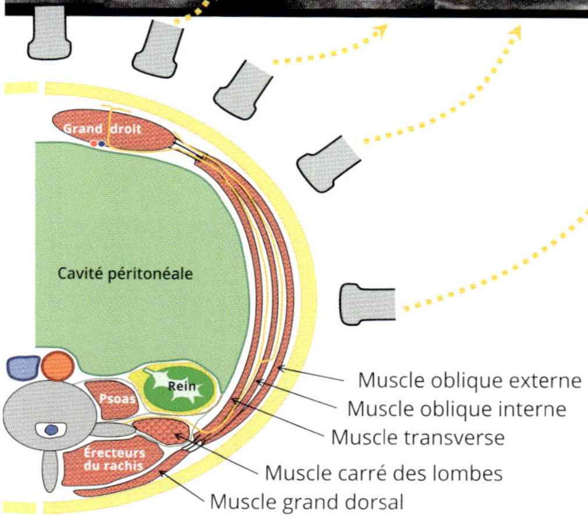

TAP Bloc : *Tranversus Abdominis Plane Block*

= Échographie de l'ensemble de la paroi abdominale

1 · TAP BLOC *Tranversus Abdominis Plane Block*

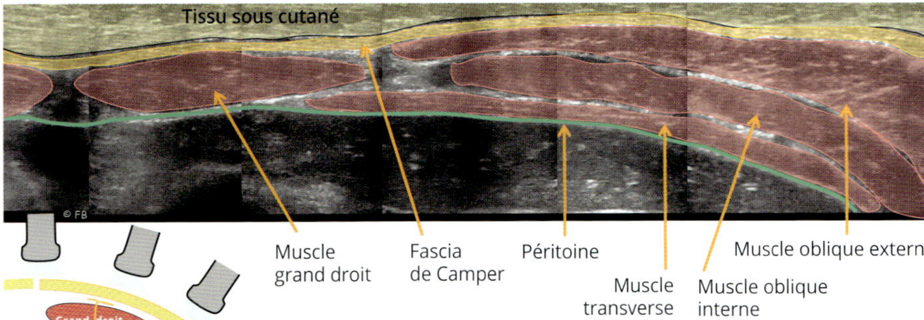

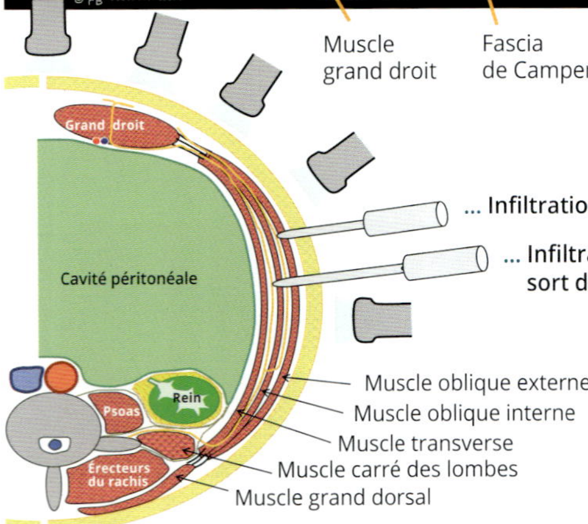

- **Aiguille de 80 mm**
- **Indications :** chirurgie abdominale sous-ombilicale (hernie, césarienne, laparotomie sous-ombilicale)

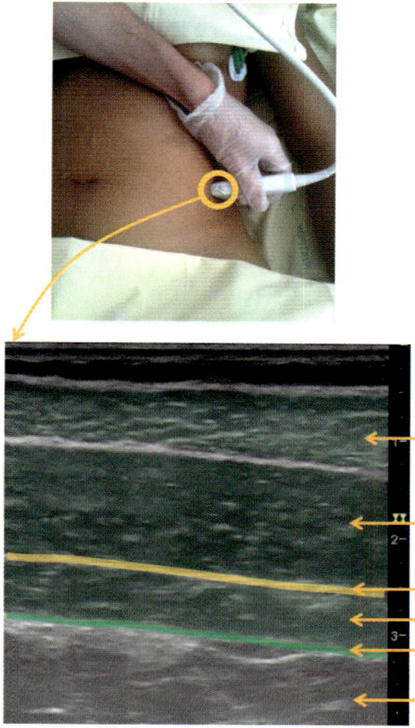
Muscle oblique externe
Muscle oblique interne
Plan du muscle transverse
Muscle transverse
Péritoine
Cavité péritonéale

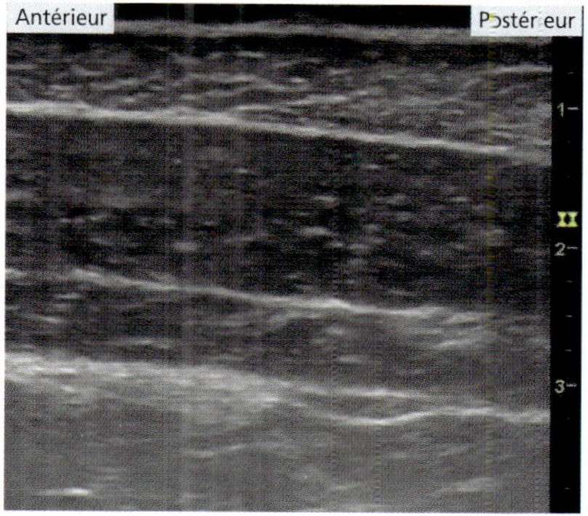
Antérieur
Postérieur

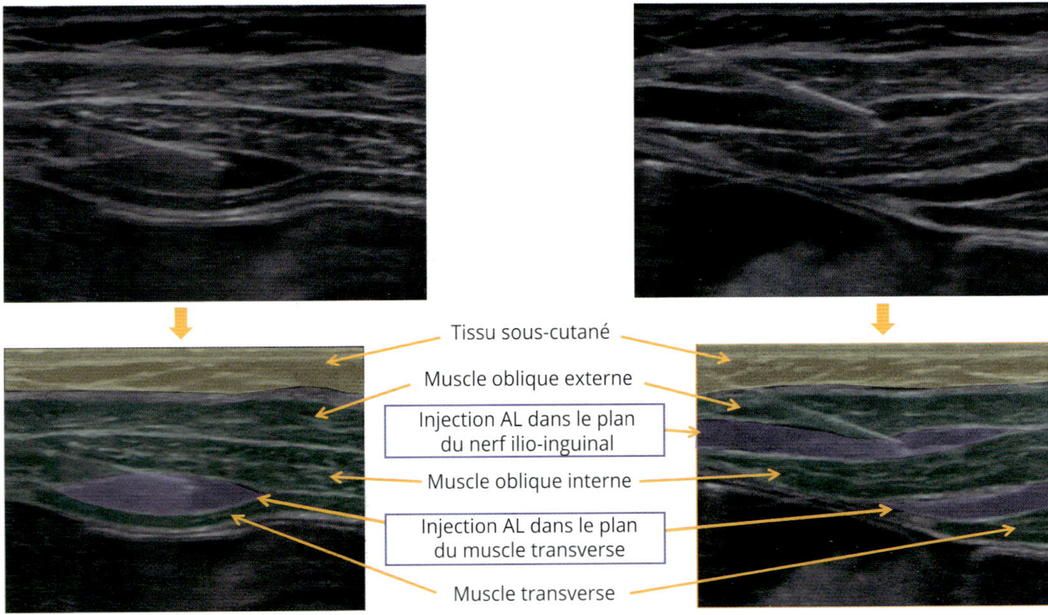
Tissu sous-cutané
Muscle oblique externe
Injection AL dans le plan du nerf ilio-inguinal
Muscle oblique interne
Injection AL dans le plan du muscle transverse
Muscle transverse

IV 1 · Bloc des grands droits

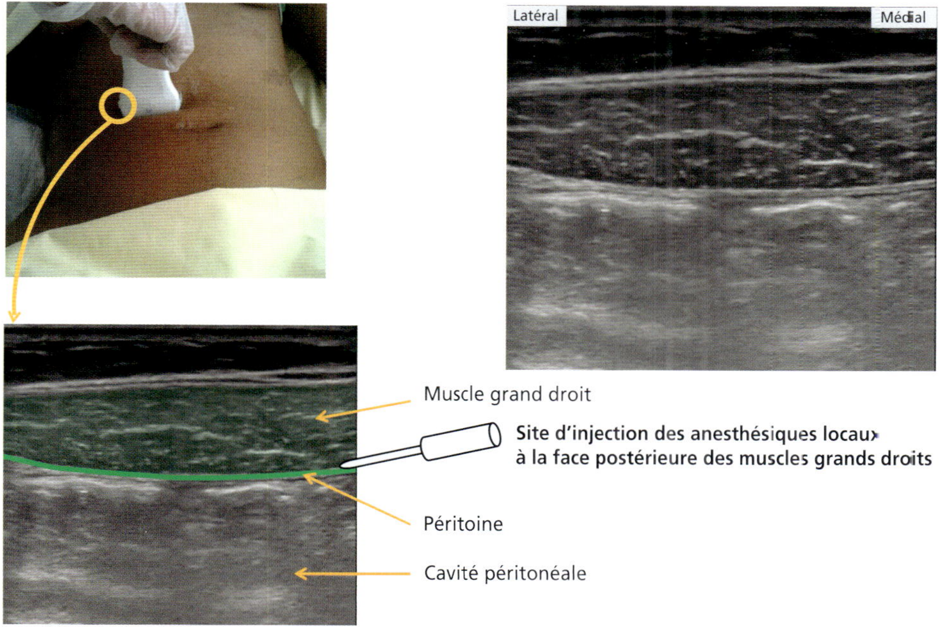

2 · BLOC DU Carré des lombes : anatomie (1)

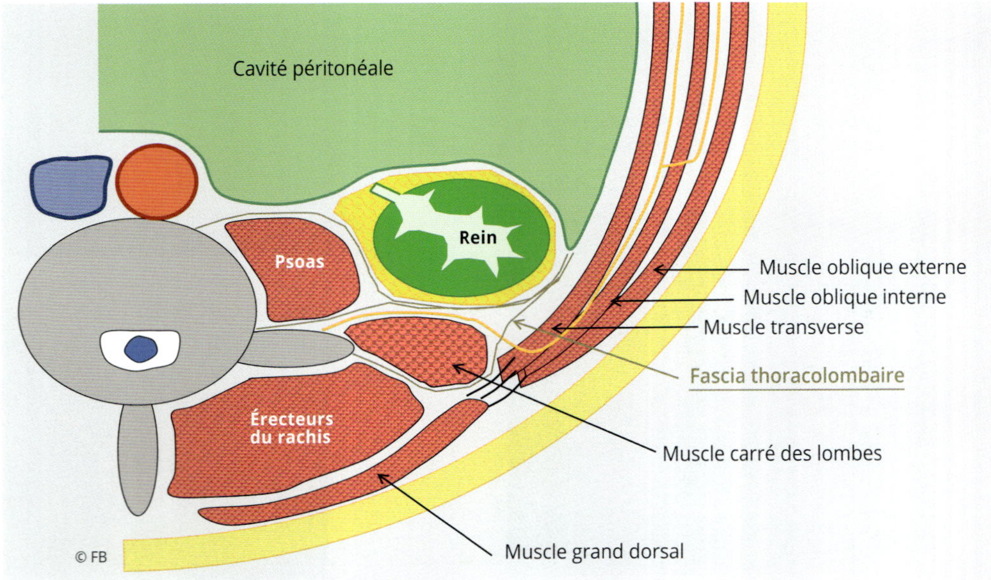

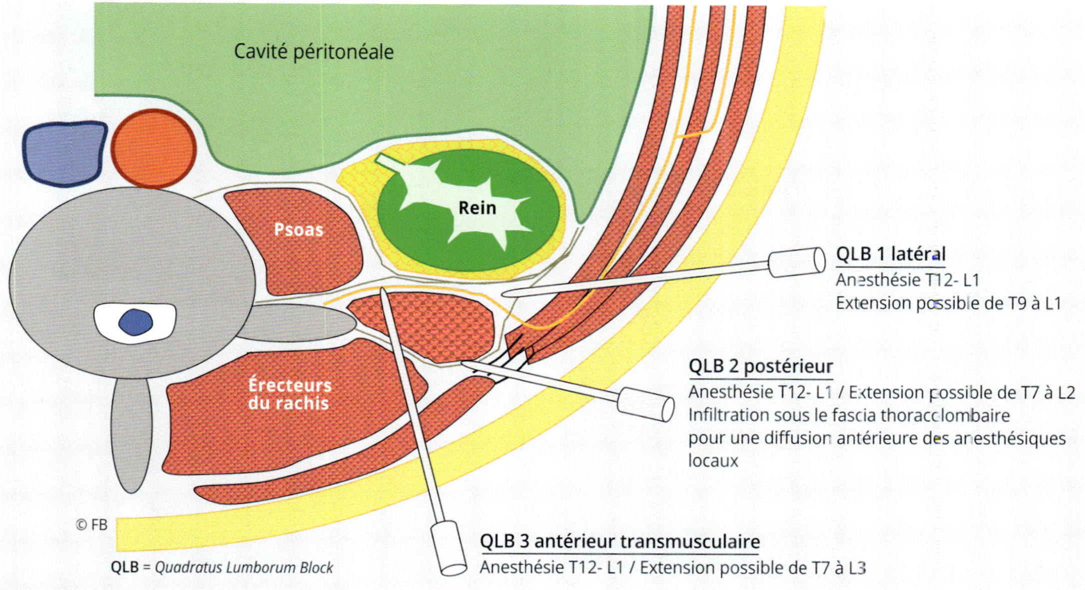
Cavité péritonéale
Rein
Psoas
Érecteurs du rachis
QLB 1 latéral
Anesthésie T12- L1
Extension possible de T9 à L1
QLB 2 postérieur
Anesthésie T12- L1 / Extension possible de T7 à L2
Infiltration sous le fascia thoracolombaire pour une diffusion antérieure des anesthésiques locaux
QLB 3 antérieur transmusculaire
Anesthésie T12- L1 / Extension possible de T7 à L3
© FB
QLB = *Quadratus Lumborum Block*

2 · Bloc du carré des lombes : sonoanatomie (1)

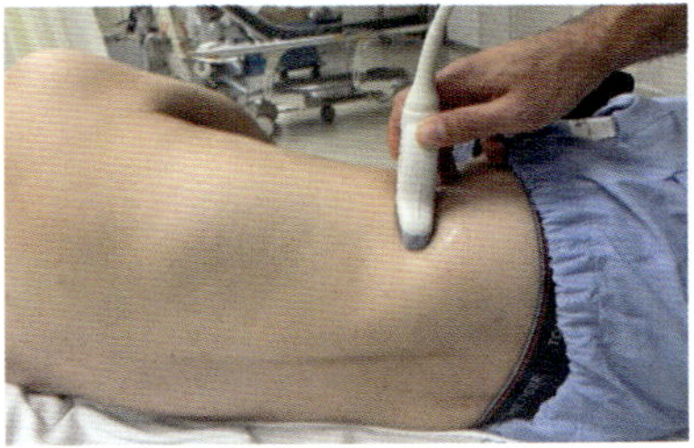

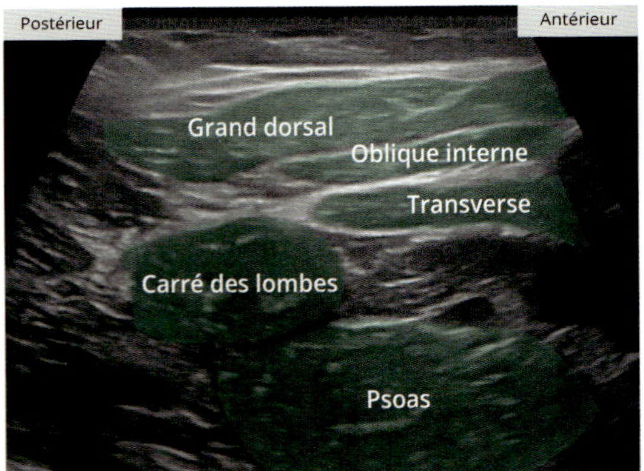

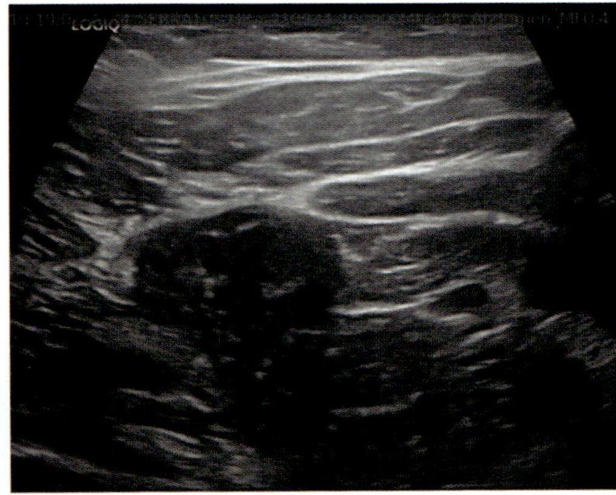

2 · Bloc du carré des lombes : sonoanatomie (2)

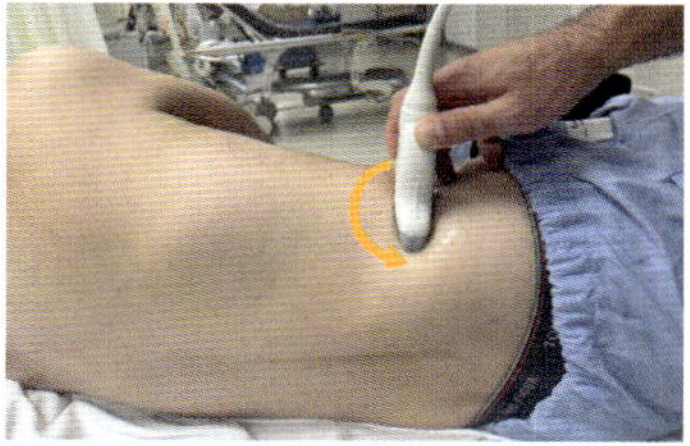

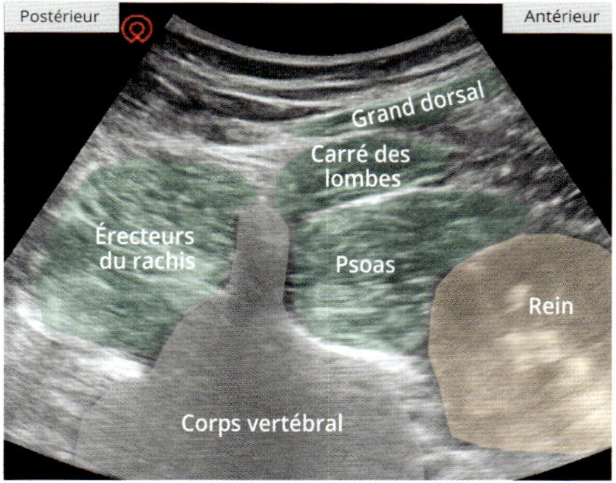

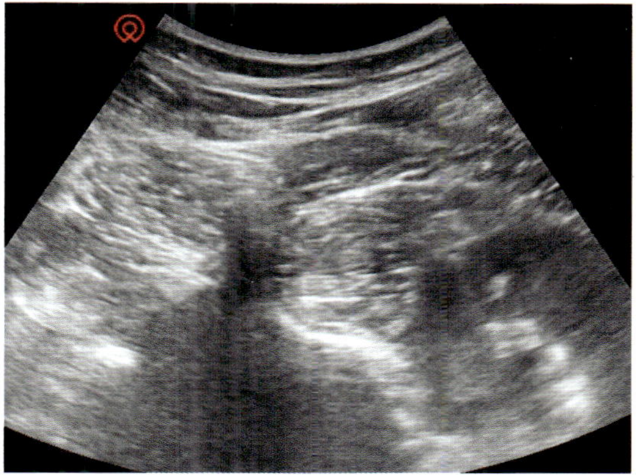

En basculant la sonde en postérieur, visualisation de l'apophyse transverse ± corps vertébral

- Érecteur du rachis en arrière
- Carré des lombes et psoas en anterieur

IV 2 · Bloc du carré des lombes : QLB

Indication : chirurgie abdominale et herniaire, césarienne (en absence de morphine neuraxiale), chirurgie rénale, abdominoplastie

Avantages du QLB / TAP :
- Durée supérieure
- QLB = anesthésie quasi constante de T12, L1 et nerfs ilio-inguinaux et ilio-hypogastrique
- Extension supérieure (céphalique jusqu'à T7 avec QLB postérieur)
- 2 fois moins de résorption systémique que le TAP

Complications :
- Artère lombaire postérieure (en arrière du muscle carré des lombes QLB postérieur)
- Viscères : cavité péritonéale, côlon, rein
- Atteinte plexus lombaire (QLB antérieur transmusculaire)
- Hypotension artérielle (chaîne sympathique avec QLB antérieur)

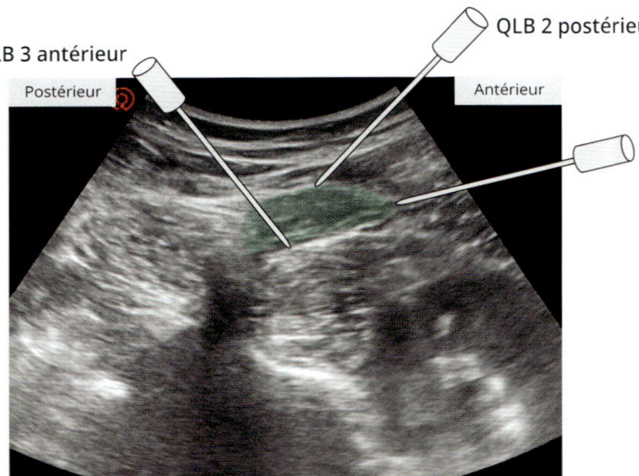

3 · BLOC PARAVERTÉBRAL

- Aiguille de 80 mm
- Indications : chirurgie mammaire, chirurgie thoracique, chirurgie abdominale latérale (rein)
- Infiltration dans l'espace paravertébral qui contient la chaîne sympathique, les rameaux postérieurs dorsaux et le nerf intercostal

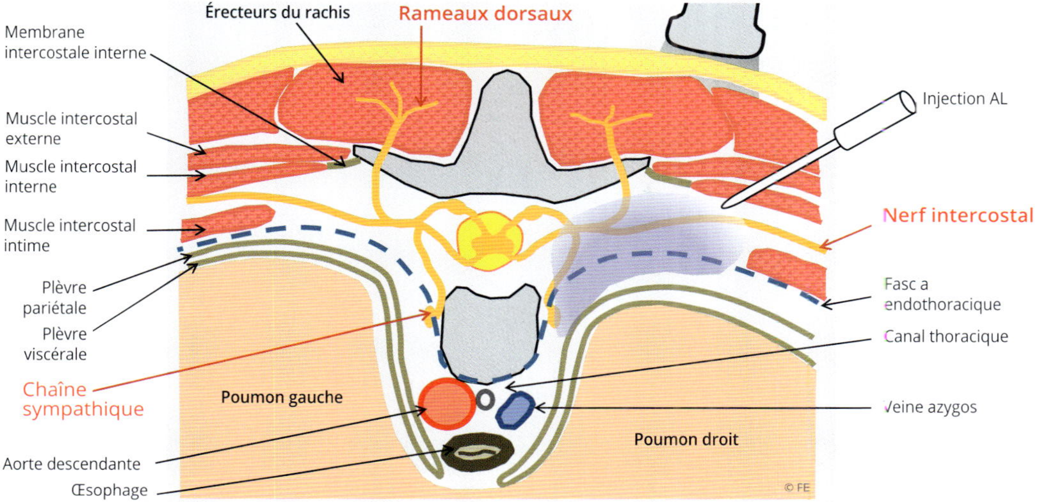

3 · Bloc paravertébral (1)

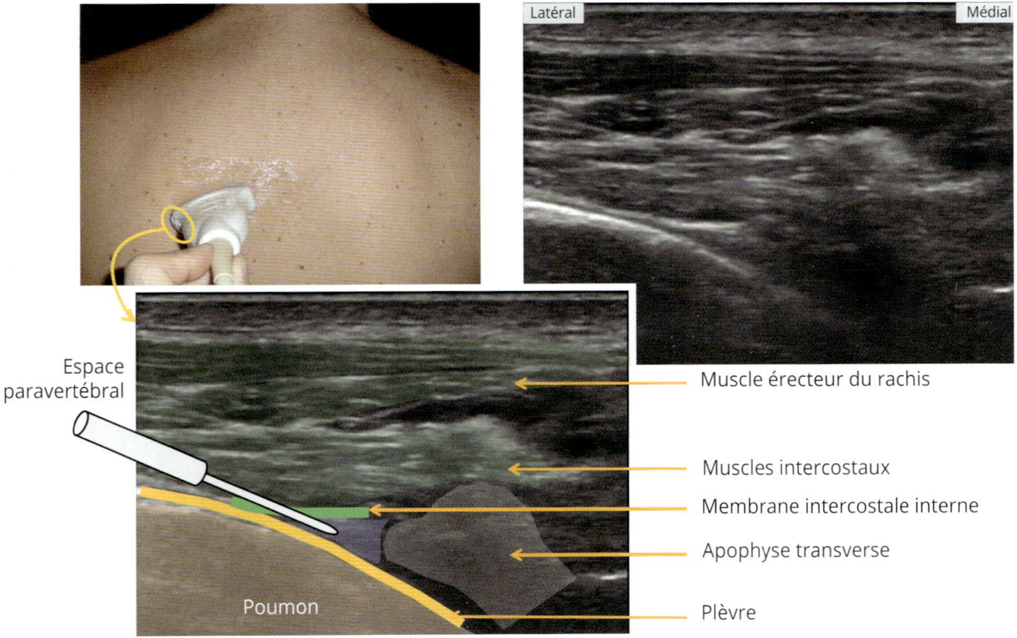

3 · Bloc paravertébral (2)

Champ des ultrasons
sur la côte ⇨ cône d'ombre

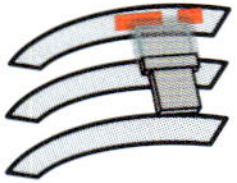

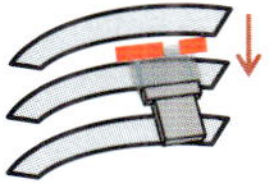

Visualisation de l'espace intercostal
avec la plèvre et le poumon

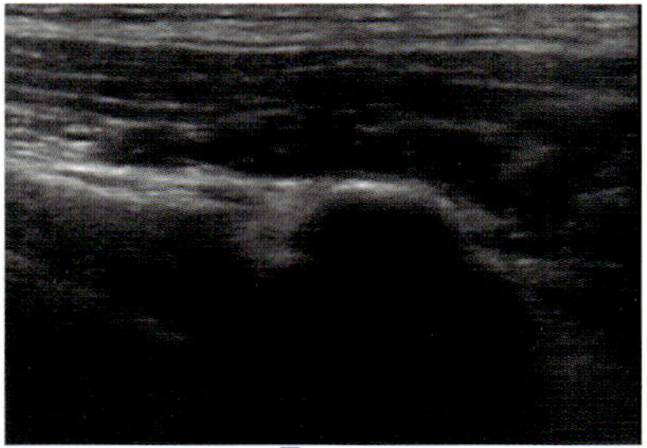

Déplacer et incliner
la sonde pour orienter
les ultrasons dans
le plan de l'espace
intercostal

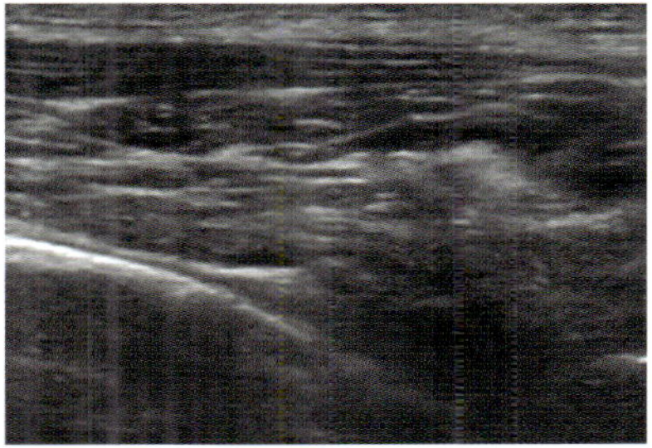

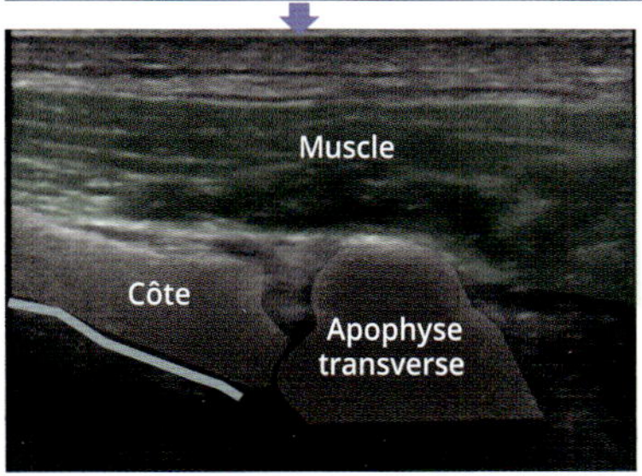

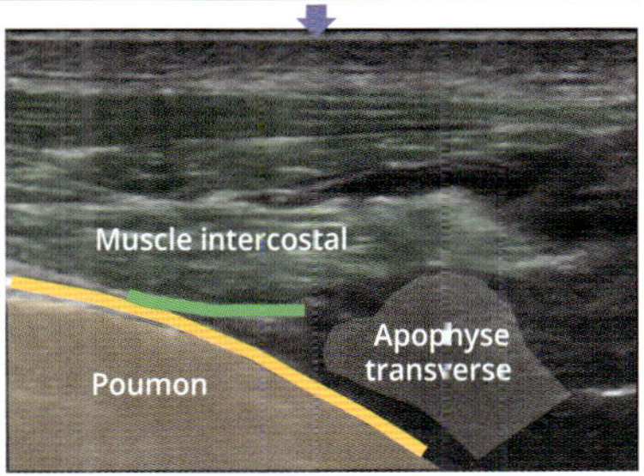

4 · BLOC PECTORAL

- L'innervation sensitive cutanée du sein provient des rameaux cutanés perforants des nerfs intercostaux
- Les muscles grand et petit pectoral sont innervés par les nerfs pectoraux
- Les nerfs pectoraux cheminent dans le plan interpectoral (le muscle petit pectoral est profond et le muscle grand pectoral est superficiel). Ils sont accompagnés de l'artère acromiothoracique

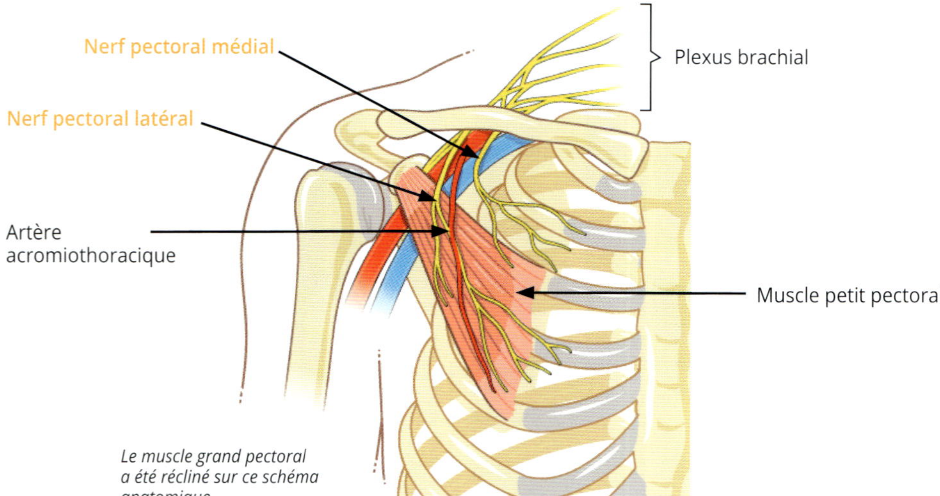

Le muscle grand pectoral a été récliné sur ce schéma anatomique

4 · Bloc pectoral (1)

- Aiguille de 50 mm au minimum, 80 mm idéalement
- Indications : chirurgie mammaire, chirurgie abordant les muscles pectoraux

Pas d'effet sur la sensibilité cutanée sauf par diffusion aux branches cutanées des nerfs intercostaux

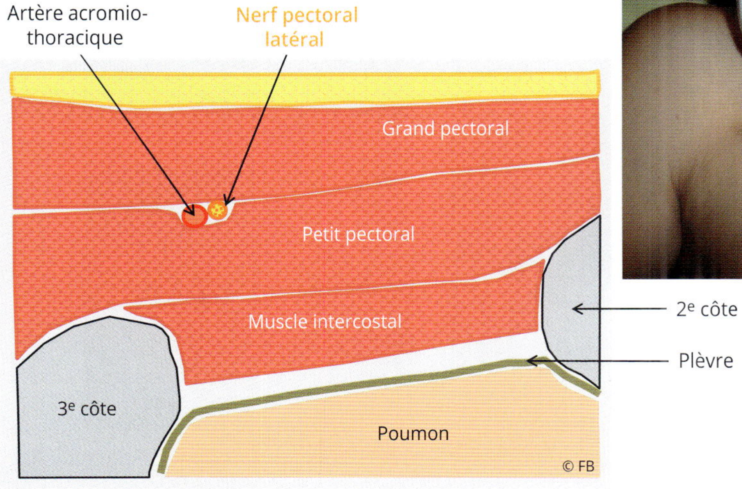

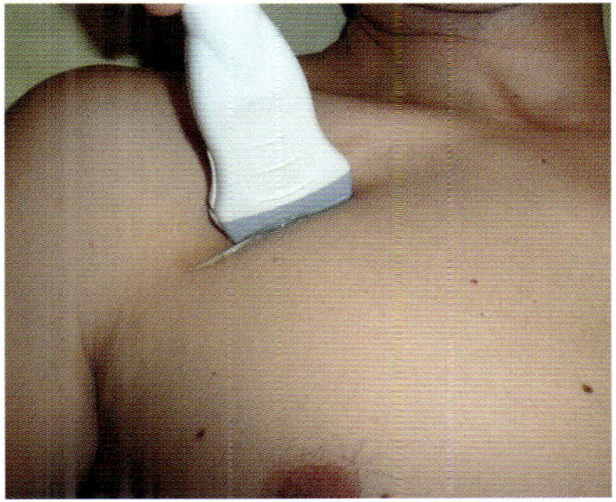

4 · Bloc pectoral (2)

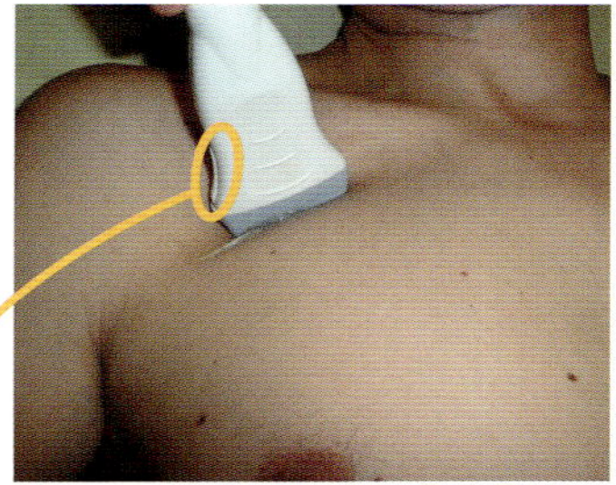

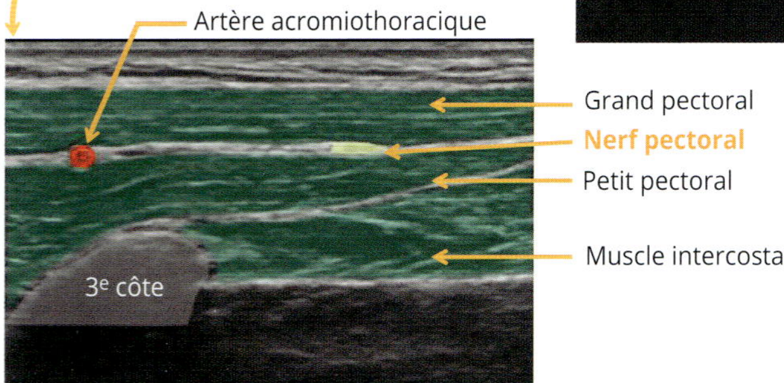

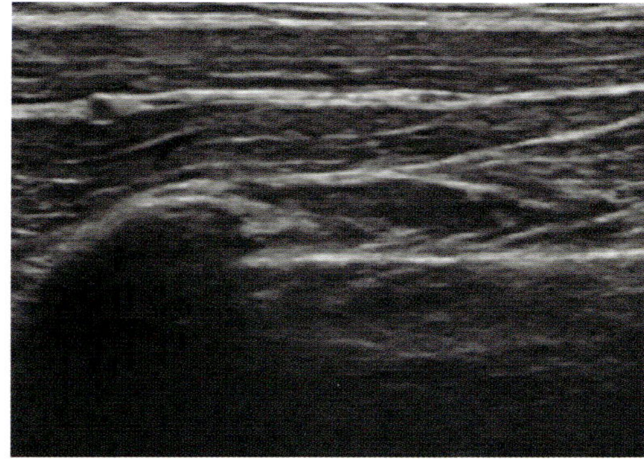

5 · BLOC SERRATUS

Aiguille de 80 mm : permet d'infiltrer largement les espaces intermusculaires

Un volume important est nécessaire pour couvrir suffisamment de dermatome : 30 mL

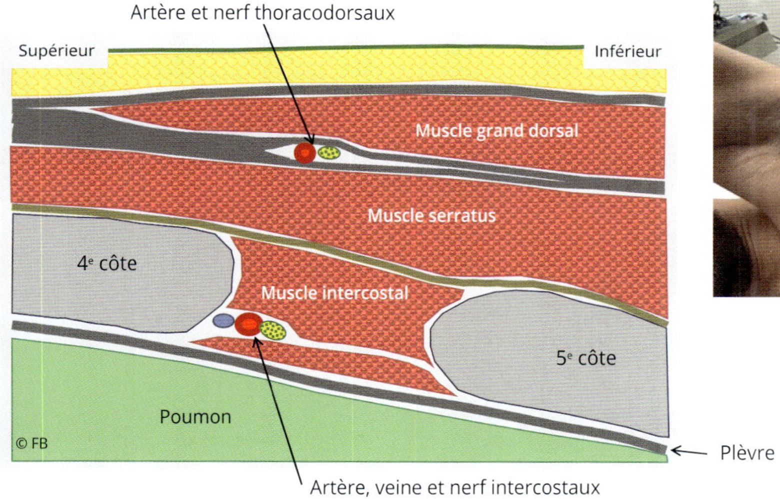

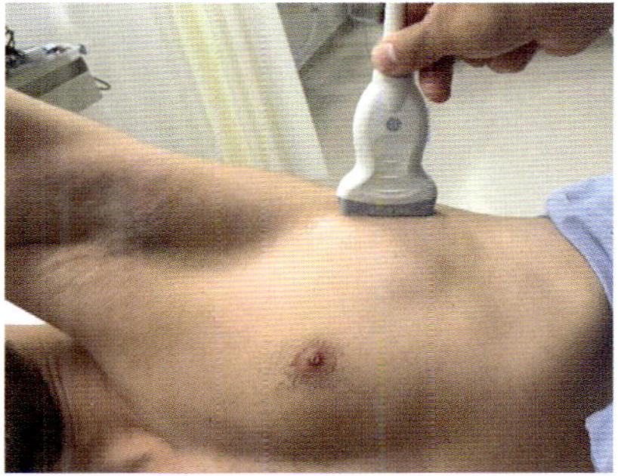

IV

5 · Bloc serratus (1)

Indication : chirurgie du sein (tumorectomie et mastectomie ± curage ganglionnaire) et de la paroi thoracique

Double injection :

- **Au-dessus du muscle serratus :** diffusion au nerf inter-costo-brachial (innervation cutanée de l'aisselle et portion postéromédiale du bras), nerf long thoracique (nerf moteur du muscle serratus) et nerf thoracodorsal (moteur du muscle grand dorsal)
- **En dessous du muscle serratus :** diffusion au branches cutanées issues des nerfs intercostaux qui traversent le muscle serratus au niveau de la ligne axillaire médiane

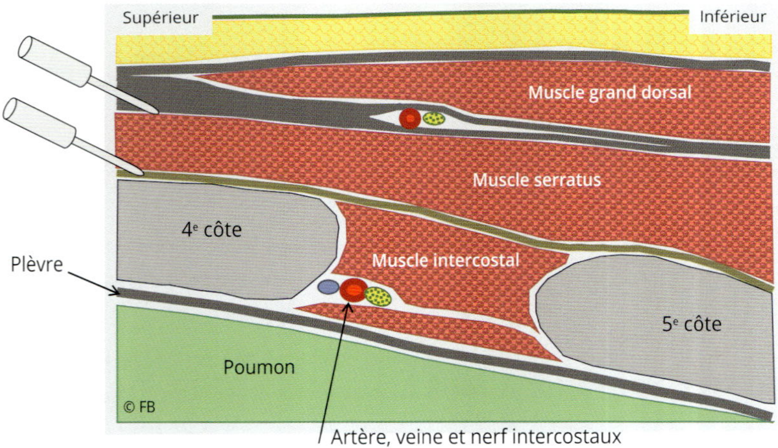

5 · Bloc serratus (2)

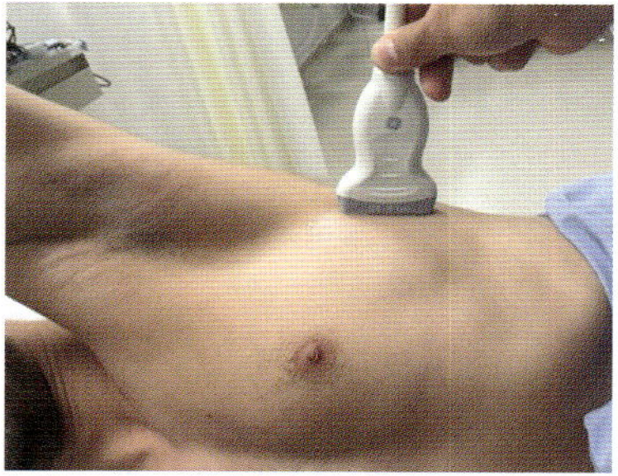

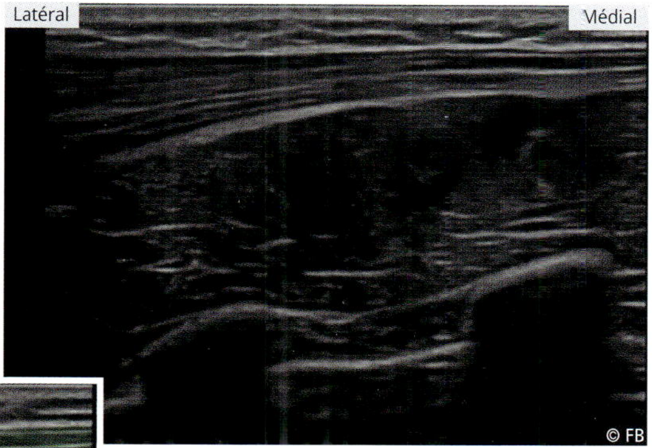

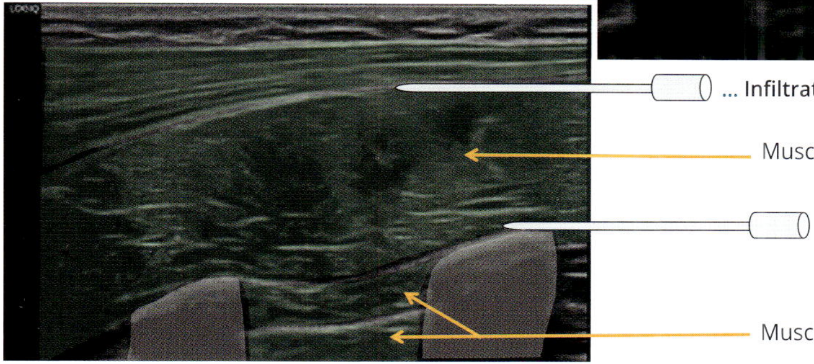

5 · Bloc serratus (3)

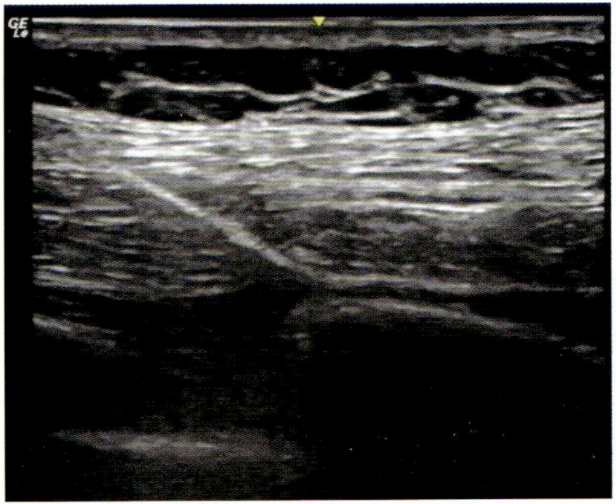

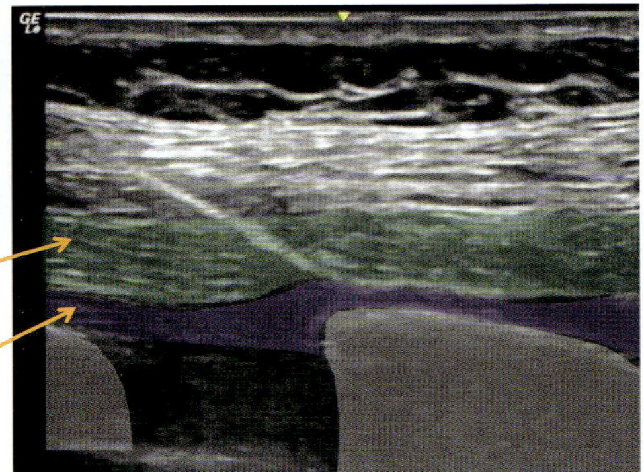

Muscle serratus

Infiltration AL sous le muscle serratus ...

Diffusion sur plusieurs niveaux grâce à un volume important : 30 mL

6 · REPÉRAGE ÉCHOGRAPHIQUE DU RACHIS

Le repérage échographique du rachis est utile :

- pour préciser le niveau vertébral
- pour repérer les vertèbres et l'angle de ponction chez le patient obèse
- pour réduire le nombre de ponctions, notamment chez les patients « difficiles »

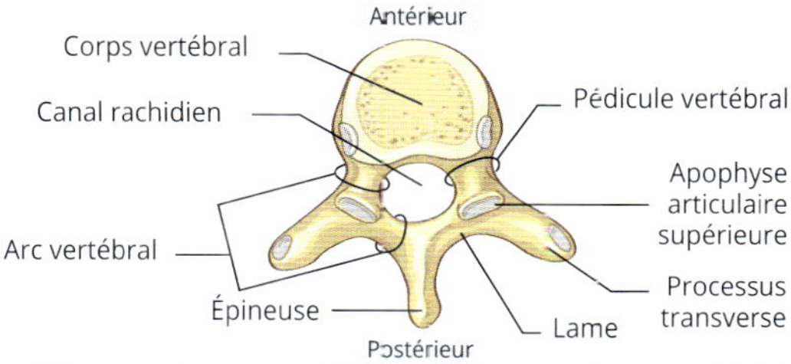

3 coupes échographiques : sagittale médiane, sagittale paramédiane oblique et transversale

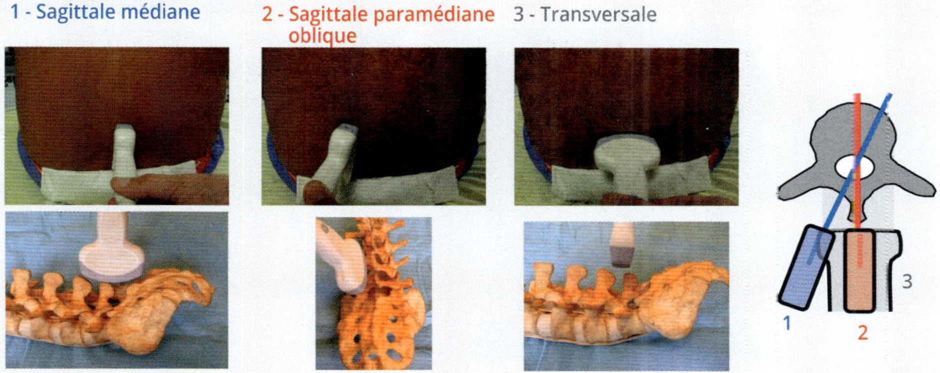

IV

6 · Coupe sagittale médiane

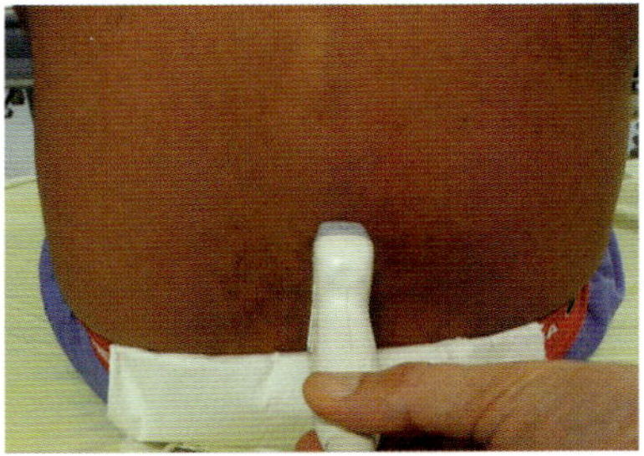

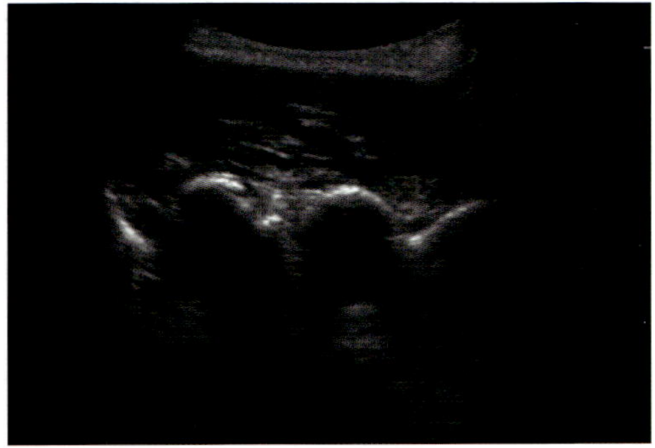

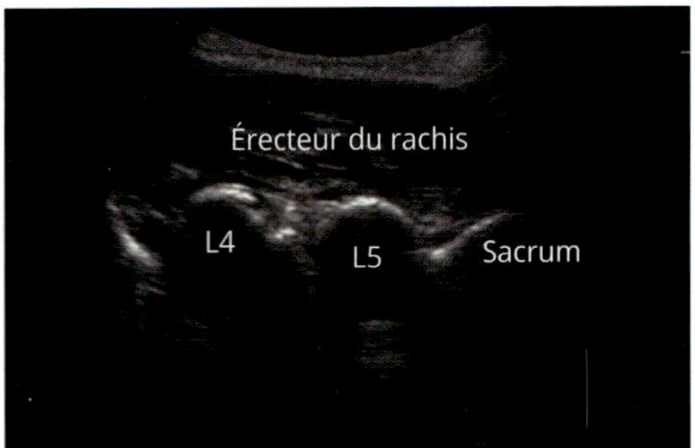

La coupe sagittale médiane est peu informative car le cône d'ombre acoustique des épineuses est très important

Cette coupe permet le repérage du niveau vertébral

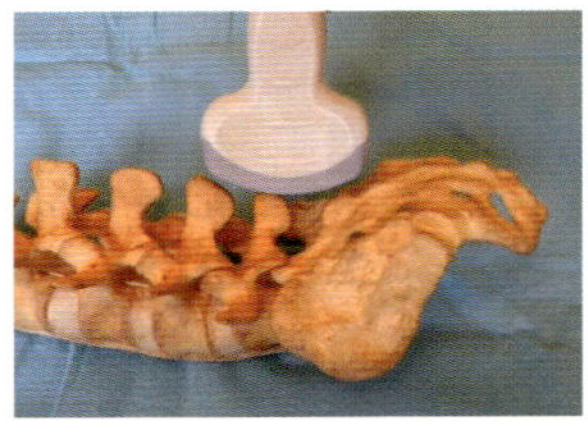

IV 6 · Coupe sagittale paramédiane oblique (1)

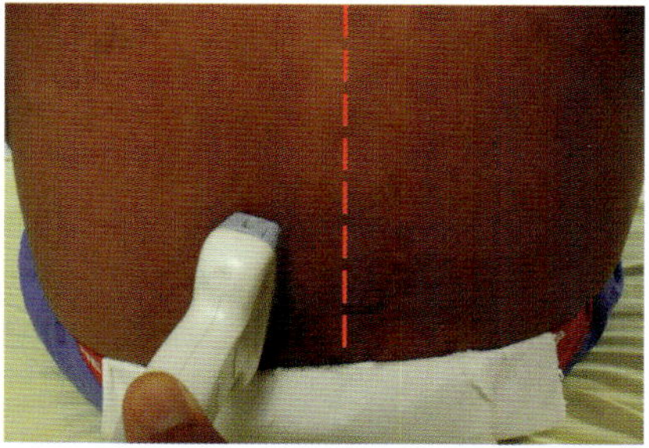

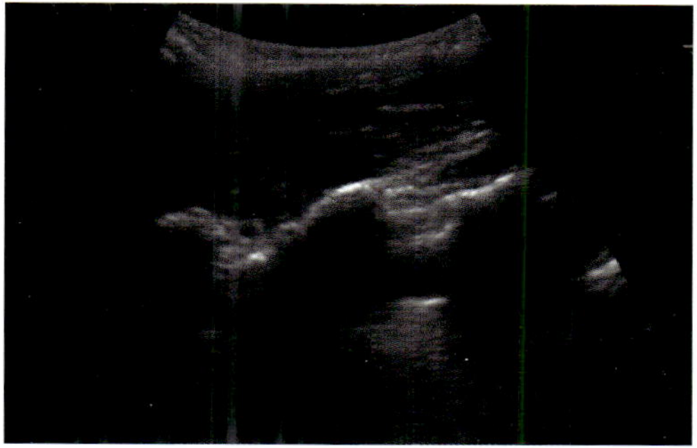

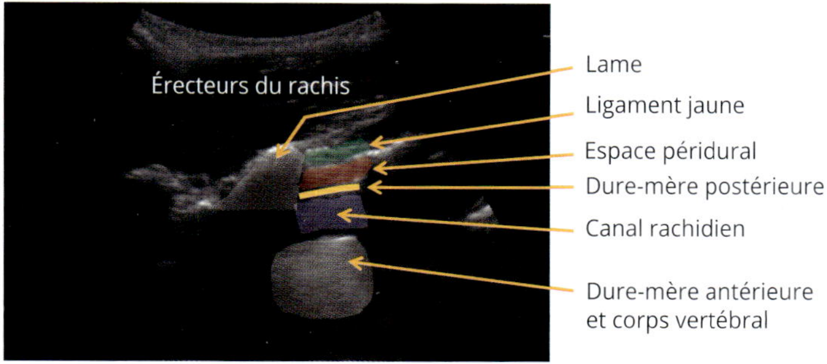

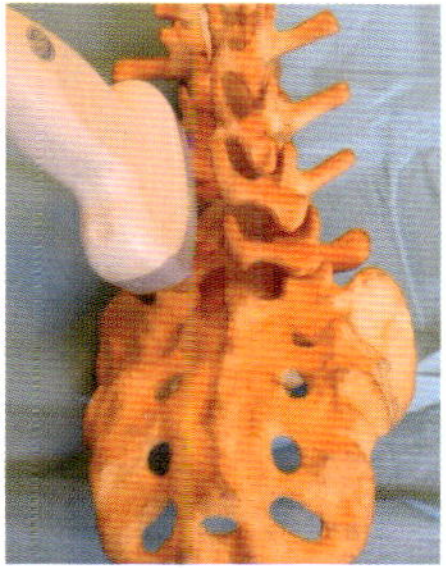

IV 6 · Coupe sagittale paramédiane oblique (2)

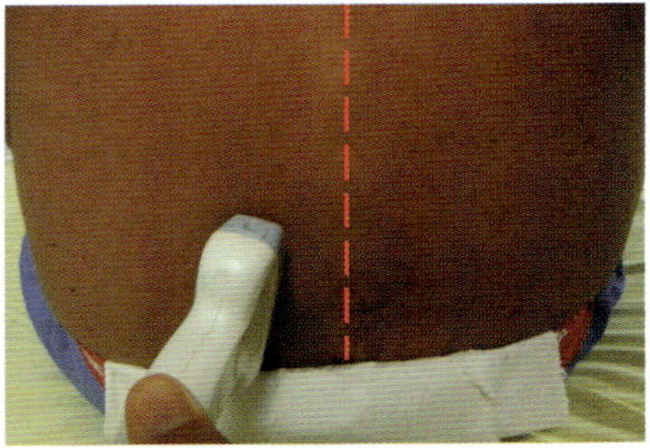

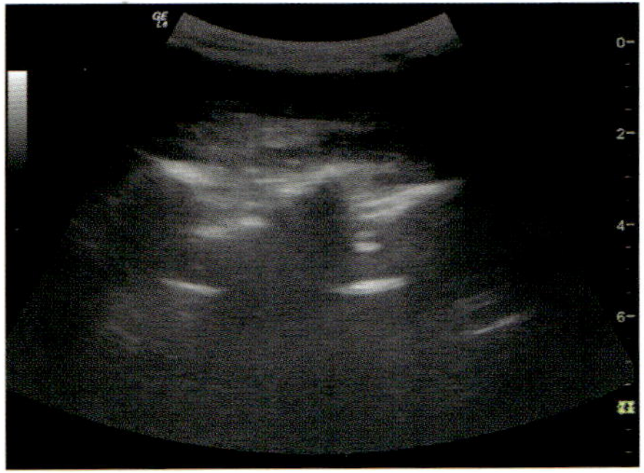

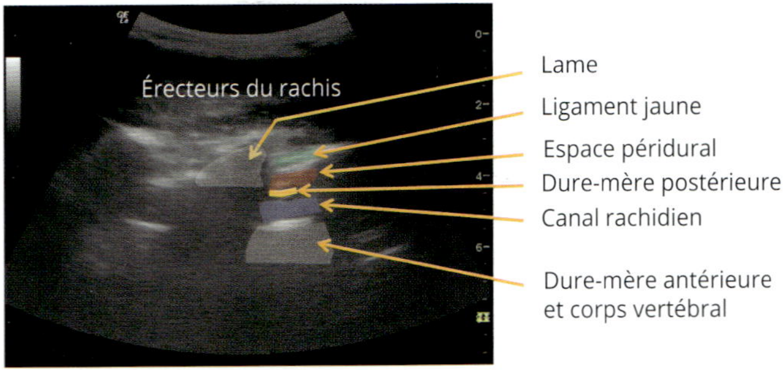

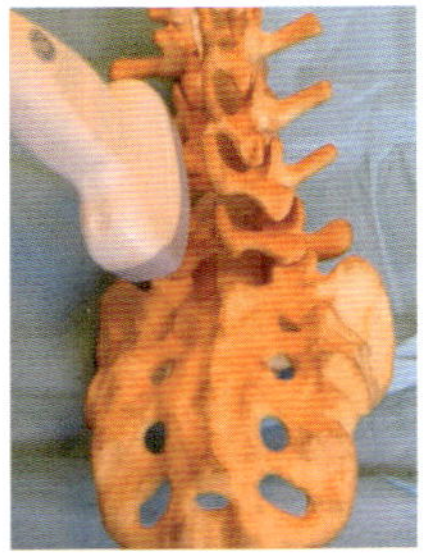

6 · Coupe transversale (1)

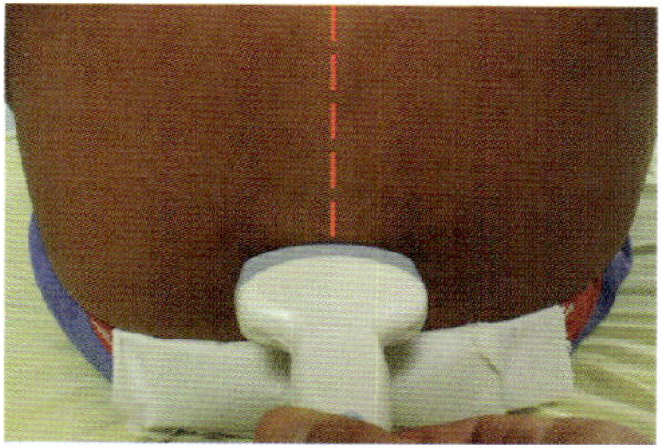

Coupe transversale du rachis

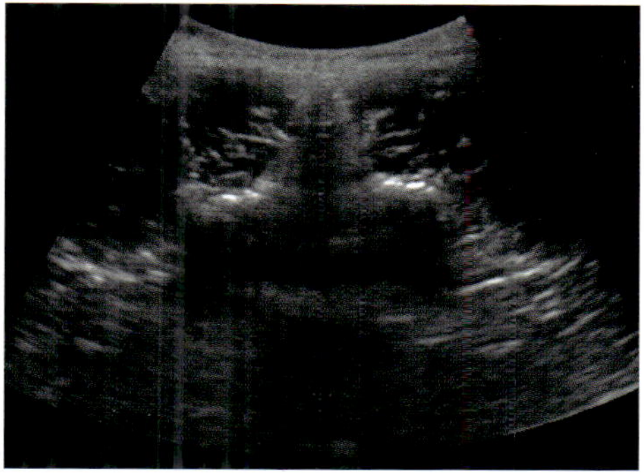

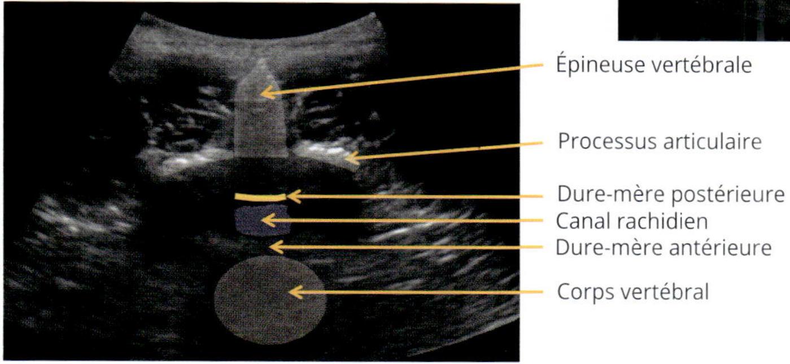

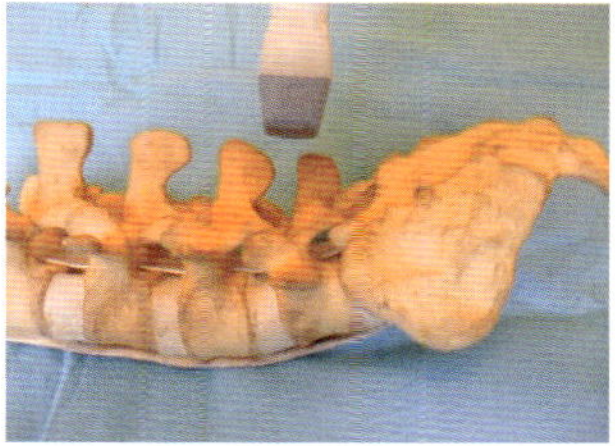

IV 6 · Coupe transversale (2)

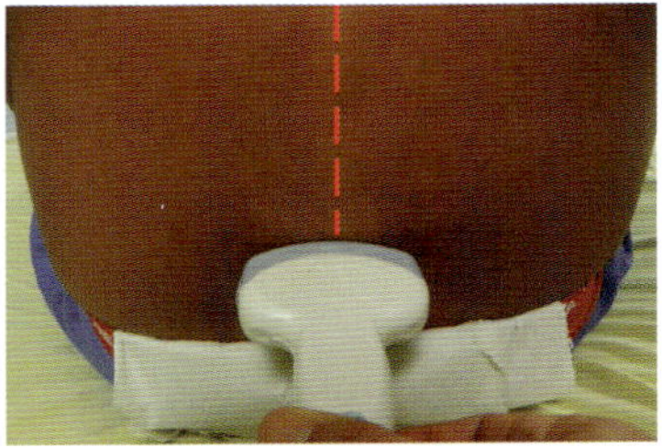

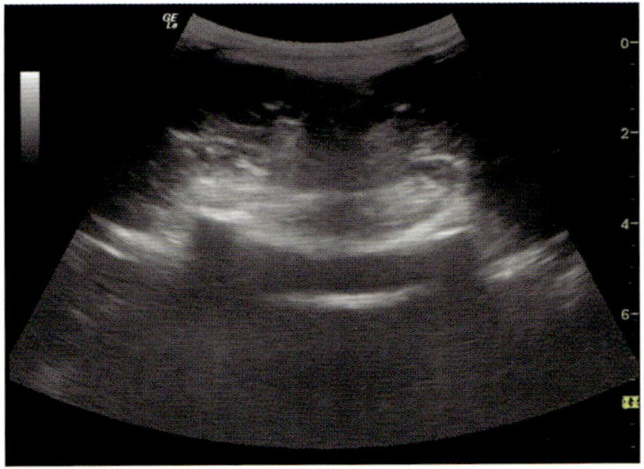

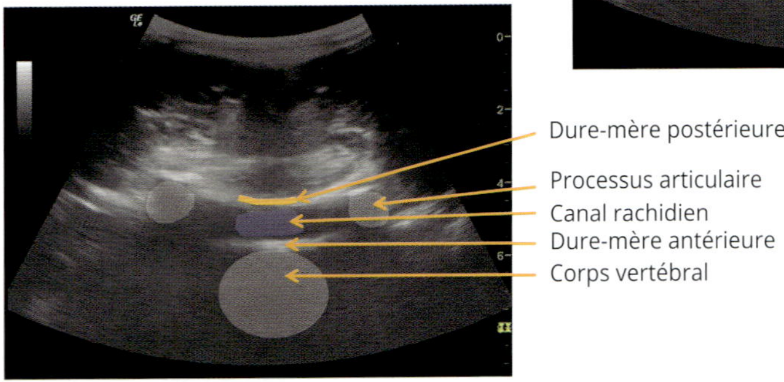

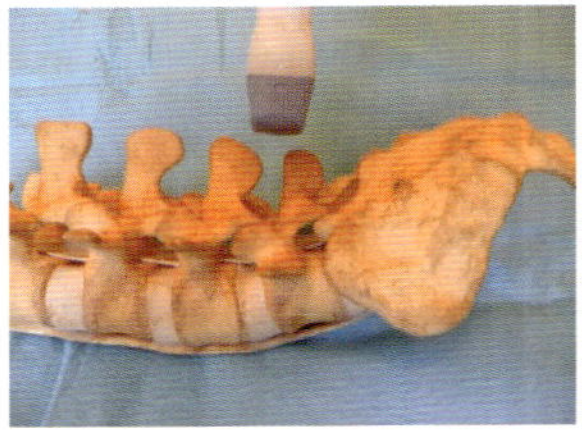

IV 6 · Coupe transversale (3)

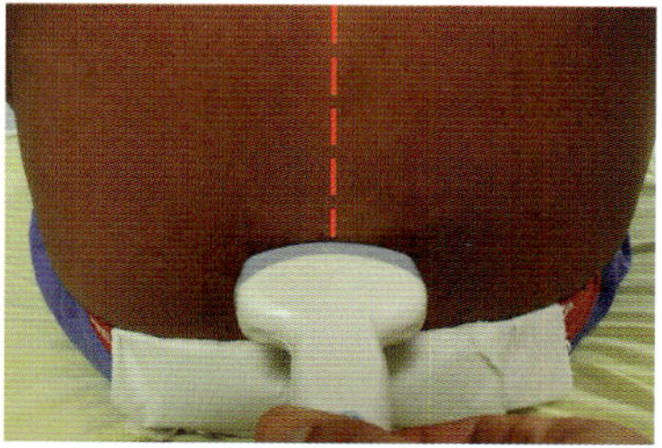

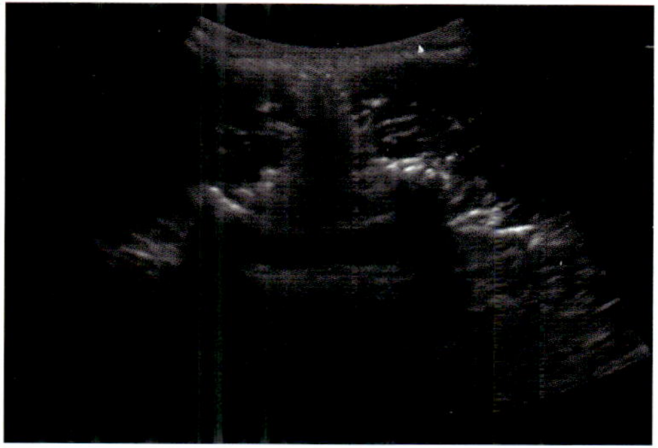

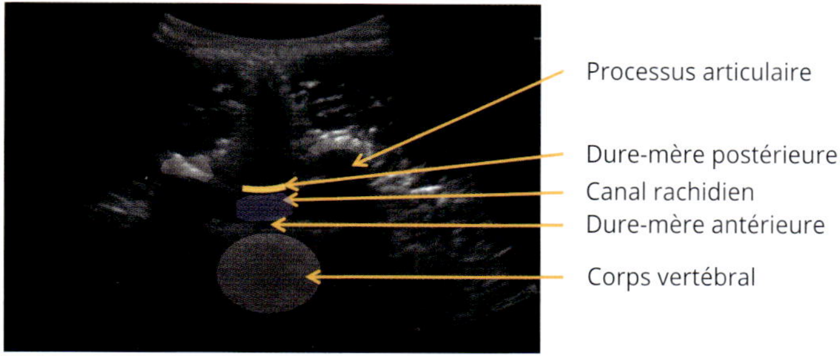

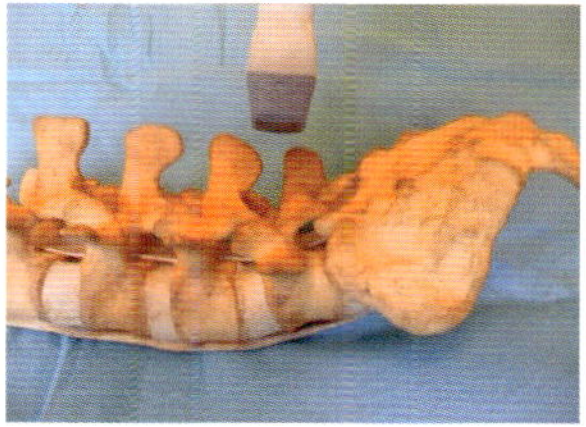

LISTE DES ABRÉVIATIONS

A : artère

ACR : arrêt cardiorespiratoire

AG : anesthésie générale

AL : anesthésique local

ALR : anesthésie locorégionale

BAX : bloc axillaire

BIS : bloc interscalénique

BSC : bloc supraclaviculaire

CAT : conduite à tenir

CF : *color flow*

FE : fréquence d'émission

FiO_2 : fraction inspirée en oxygène

ECMO : *extracorporeal membrane oxygenation*

IMS : intensité minimale de stimulation

IOT : intubation orotrachéale

KT : cathéter

mA : milli-ampère

Mb : membre

MCE : massage cardiaque externe

MHz : mégahertz

ms : millisecondes

NaCl : chlorure de sodium

NS : neurostimulation

PW : *Pulse Wave* – Doppler pulsé

QLB : *Quadratus Lumborum Block*

TAP Bloc : *Transversus Abdominis Plane Block* – bloc dans le plan des muscles transverses de l'abdomen

US : ultrason

V : veine

NOTES

NOTES

NOTES

NOTES

NOTES

NOTES

MIXTE
Papier | Pour une gestion forestière responsable
FSC® C106600
www.fsc.org

Mise en pages : Scriptoria

Achevé d'imprimer en mars 2024 par l'imprimerie DZS Graphik - Ljubljana Šentvid
Dépôt légal : mars 2024
Imprimé en Slovénie